令和のDNA
0=∞医学

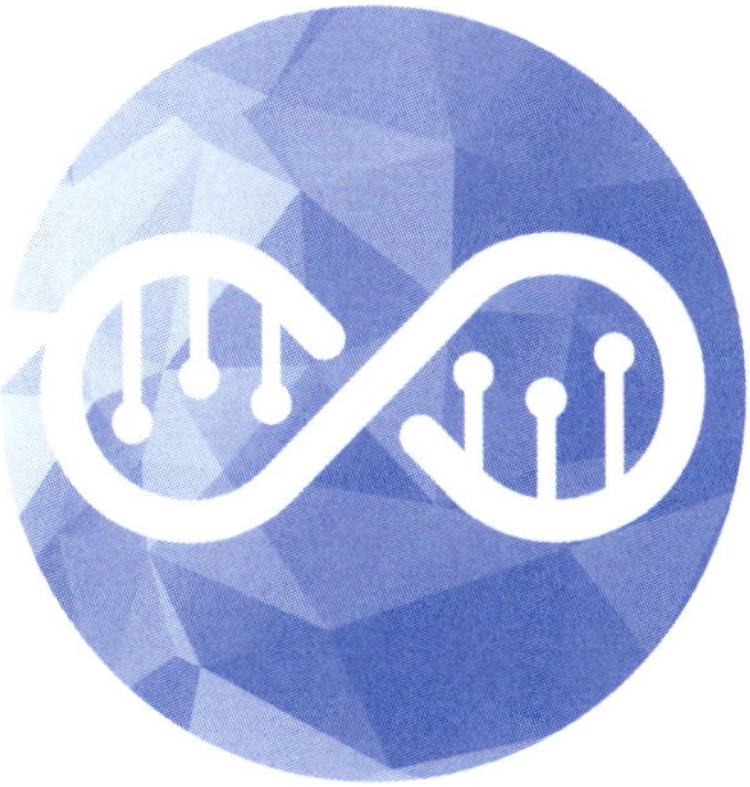

∞ishi ドクタードルフィン
松久 正
Tadashi Matsuhisa

ヒカルランド

はじめに

私は医師です。ですから、人間を健康にするため、幸せにするために活動しています。しかし現代医学、もしくは現代社会は、何か問題が生じれば、問題を取り除こう、不都合な部分を軽減しよう、と表面的に取り繕《つくろ》い、ごまかすことを目的としたシステムになっています。それは、私が求める、本当の意味で患者さんを健康で幸せにすることとは、かけ離れていると、あるとき気づきました。

「病気を治したい」と言っていても、本当にこの人たちは病気をなくすことを願っているのだろうか。病気をなくすことが、この人たちの人生に幸福をもたらすのだろうか。もしかしたら、病気をもっていたほうが、本人にとって好都合なのではないか……と思えたのです。さまざまなことを総合的に考えてみると、現代医学は、人間を、真の意味で幸福にしていない、という結論に至りました。そして、私の役割は、現代社会における医師という枠を飛び越え、人類がいかに存在すべきか、いかに生きるべきか、というところにフォーカスされてきました。

「令和」の時代となった今、私は、

・脳を使って思うことは、魂の本当の願いとは違う。
・魂が望むなら、ゼロ秒で無限大の変化が起きる。
・DNA主体の時代が来る。

ということを確信しています。

これまでは、もって生まれたDNAは死ぬまで変えられない、とされてきましたが、魂が本当に望めばDNAは書き換えられるということが、わかってきたのです。社会の常識では突拍子もないことと捉えられてしまいますが、そうした世界が本当に存在するのです。この真理にもとづいた医学を、私は「0＝∞医学（ゼロ秒・無限大医学）」と名づけました。

令和の「令」は「0《れい》」、「和」は「輪《わ》」であり、「∞（無限大）」の形を表しています。「令和」とは「ゼロ」と「無限大」という意味を隠しもっているのです。まさに、ゼロ秒で無限大の奇跡をもたらす「0＝∞医学（ゼロ秒・無限大医学）」の時代の到来です。

この結論に至るまでの道のりは、たやすくありませんでした。この発見をみなさんにお伝えすることで、人類に大きな意識変換が起きると思っています。

本書では、令和の時代における、「ＤＮＡ主体」の新しい人間のあり方をお伝えします。これからは、ゼロ秒で無限大の変化を起こせることが新常識となり、ものごとを進めるために、プロセスもゴールもいらなくなります。今この瞬間にゼロ秒で無限大にどこまでも変われるのです。進化する「令和のＤＮＡ」には、そうした情報が書き込まれるのです。

「令和のＤＮＡ」をもった生命、人、動物は、自分が最高傑作であることを魂レベルで知っています。だから令和の時代は、もっと楽に愉《たの》しく生きて、自分自身をもっともっと、主張していっていいのです。

あまりにも堂々としていると、「頭《ず》が高い」などと非難されることがありますが、令和の時代には、頭が高くないとだめです。誰になんと言われようと自分自身を、あるがままで生きるべきだし、物理的にも、頭をできるだけ高く、天に近く存在させるのです。

「頭をできるだけ高く」というのは、脳の中心部には高次元の世界から情報を受信する「松果体《しょうかたい》」があることも関係します。

かつて恐竜には尾のつけ根のあたりに第二の脳があったとされていますが、人間の尾骨の前にも第二の脳と第二の松果体があったと、私が提唱しています。これはグラウンディングを司《つかさど》るもので、地球とつながって生きることを強化します。拙著『多次元パラレル自分宇宙』（徳間書店）では、この第二の松果体と、脳にある第一の松果体のバランスが大事、と申し上げましたが、令和となった今は、さらに、第一と第二の松果体を共に強化する必要があります。令和以前の「NON令和時代」は、人間はすでに、丹田《たんでん》で地球とつながっていました。しかし今、令和のDNAが活性化された「ON令和時代」では、誰もが宇宙とつながって、魂の感じるままに、自分を主張していくべきです。

この本自体が、あなたに新しい「令和のDNA」を発動させます。この本を手にしたあなたは、本に選ばれた人です。この本は読者を選ぶ、高飛車な本なのです。

この本に文句がある人には、「NON令和に戻れ!」「令和以前を、やり直してこい!」と言いたいです。これからは、そのくらい高飛車でないといけません。まだ準備ができていない人には、この本がもたらす「令和のDNA」は、決して目覚めることがありません。準備ができていない人は、この本で、目覚めてほしいのです。

「ON令和時代」では、あなたが宇宙の、ナンバーワンです。どうぞ、新しい時代の波に乗り遅れないでください。「自分が一番！」という姿勢で、楽に愉しくいきましょう。

もくじ

Part2 「ON令和」へ進むための教え　41

装丁　重原隆
校正　麦秋アートセンター
本文仮名書体　文麗仮名（キャップス）

Part 1

私の「NON令和時代」～ヒストリーとターニングポイント～

現代医学から自然医学へ

私は、医師になって10年ほど、日本の大学病院をはじめとするいろいろな病院で、現代医学を実践していました。そのときは、病気・症状をなくす、または軽減することをめざし、薬や手術を主体としてやっていました。それが、人間の幸せにつながると信じていたのです。しかし患者さんの多くは、状態がよくなっても、あまり幸せそうに見えませんでした。私は、なぜ病気がよくなったのに幸せになれないのだろうか、という疑問が常にぬぐえませんでした。

そうして現代医学に疑問をもち、日本を飛び出して10年間、アメリカで自然医学（カイロプラクティック）を学ぶために大学に入り直し、新たな米国のドクター資格を取って、患者さんを診てきました。アメリカでカイロプラクティックを勉強すれば、自分の疑問の答えに近づけるヒントがあるだろうと考えていたのです。

私は現代医学の世界の中で、人間を物質として診て、目に見えるもの、つまり血液データや人体の画像だけに頼ってものごとを判断するのは、医学の本質ではないということを直感的に感じていました。重要なことは物質的なことではなく、目に見えないところにこそあり、それが人類の幸福をつくり出すものだとわかっていたのです。

現代医学で背骨の手術をたくさん経験したおかげで、目に見えないものがいかに大切かを知ることもできました。背骨の中の神経、脊髄《せきずい》の状態を直視し、目で見て観察することで、そこに人間を生かしている、目に見えないエネルギーがあることがよく理解できました。神経組織に手で触れることで、実際に人間を生かしているのは組織ではなく、その中に流れている何かしらだということに気づいたのです。

それが何かを探求するためにアメリカでカイロプラクティックを学びましたが、そのときは、まだそれを見つけられませんでした。

2000年に渡米し、カイロプラクティック専門の大学を最優秀成績で卒業し、多くの学外のセミナー、とくにガンステッドセミナーに最多数回参加して、卒業した学生の中で、もっとも実力があると自分でも自負していました。卒業したころには、自分の進むべき方向が見えるだろうと思っていたのに、目に見えない世界がどうなっているのか、それを医療にどう生かしていくのがいいのか、ビジョンが何も見えませんでした。

そこで私は非常にもがきました。日本を出るとき、大学の教授から「お前がそんなものをアメリカに行って学ぶなら、勘当だ。帰ってきてもお前の居場所はないぞ」と言われていたので、もう帰る場所もありませんでした。アメリカで結果を出すしか、道はなかったのです。そうしてアリゾナ州のフェニックスにある、尊敬するドクターのクリニックで実力を養うために働くことにしたのです。

給料は決して高くはありませんでした。私は整形外科医なので、探せば高い給料を払ってくれる雇い口はたくさんありました。でも、尊敬するそのドクターから学びたかったのです。彼の人間力に惚《ほ》れていました。結局、そこで4年間働きましたが、その間、とくに最初のころは、もがきのピークでした。

現代医学を10年やり、アメリカでカイロプラクティックの大学を卒業したのに、自分のやりたいことのビジョンを見出すことができなかったために、もがいたのです。どうしたらいいのだと。もう、つらくて、いなくなってしまいたいくらいの思いでした。

そのころ、通っていた現地の日本食を売っているスーパーマーケットのおばちゃんが、「あなたね、セドナという素晴らしいところがあるけれど、気分転換に、行ってきたら」と教えてくれたのです。これが私の人生を変える一つのきっかけになりました。

セドナに導かれて人生が変わった

セドナは今でこそ有名なパワースポットになりましたが、そのころはまだあまり知られていませんでした。私もセドナについて調べていなかったし、何の知識もないまま、妻と二人でセドナに行きました。車で1時間半ほどサボテンと荒野の道路を走っていると、突如、その土地特有の酸化鉄でできた赤い岩が目の前に現れてきました。それと同時に、空気ががらりと変わったのです。

エネルギーが変わり、ラジオの周波数がおかしくなって、今までいた世界とまったく違う世界が目の前に広がりました。そこでは、世界中から集まるスピリチュアル的なエネルギーの高い人たち、ヒーラーやチャネラーなどさまざまな能力をもった人たちがいて、たくさんの人と交流することができました。

私にもっとも大きな影響を与えたのは、ネイティブ・アメリカンのホピ族の人たちとの交流です。彼らのダンスを見たあとに、首長さんが、私たちにこう語りました。「あなたたちがここに来たのには意味がある。今わからなくても、そのうちわかるだろう」と。それを聞いて、「あ、私の人生は、これで何か変わりはじめるのではないか。これをきっかけに、何か起きるのではないか」と期待しました。

その晩はセドナのホテルに泊まり、寝ている間に何か起きるかと思いましたが、何も起きませんでした。がっかりして、自宅のフェニックスに1時間半かけて帰りました。そして次の日の朝5時ごろに私の人生を変える出来事が起きたのです。

いつも寝るときは、頭のところに、高校生のときに母からもらった金の観音様の像を置いておくのですが、その朝目覚める直前の夢と現実の狭間で、目の前にその観音様が倒れていたのです。慌てて観音様を立て直したとき、銃弾で脳の中心、ちょうど松果体のところ（第三の目のあたり）を打たれた感覚で、私の体が30センチメートルほど後方に飛びました。それは本物の銃弾ではなく強烈なエネルギーであり、その後、2週間も頸椎《けいつい》カラーをするほど首を痛めてしまいました。

それから、自分のなかでバラバラに存在していたもの……現代医学、自然医学、量子力学、スピリチュアル……などすべての知識が融合してきて、進むべき方向がようやく見えてきました。

その後アリゾナで4年間、カイロプラクティックの米国公認ドクターとして働きました。そのあともアメリカに残って開業し、永住権（グリーンカード）をもう一歩で取れるという矢先に、日本にいる父が末期の癌だとわかり、2、3カ月もたないだろうということでした。急に私は、「日本に帰るべきではないか」と思いました。父を診てあげたいというのもありましたし、日本に帰るべきという天からのメッセージにも思えたのです。それで永住権を諦めて帰ろうと決め、抱えている患者さんの引き継ぎを済ませ、アメリカを去る準備をして、フェニックス空港を発つ直前に、父の訃報が入りました。結局、私が日本に舞い降りたのは父の葬式の日で、父の死に目に会うことはかないませんでした。

癒しの土地、鎌倉での開業

帰国後は、鎌倉（神奈川県）という土地に導かれて開業し、よいエネルギーのもと、診療を10年間やってきました。アメリカから帰ってきたのは2008年の暮れです。半年くらい準備をして、翌年2009年に開業しました。父は命を代償にして、私を日本へ呼び寄せたのだと確信していますが、やはりあの時期に帰ってきたことが、私にとって重要だったと今になって気づいています。

私は日本で10年間、整形外科医をし、アメリカで10年間、自然医学を学んだという実績があるので、自分への信頼感が強く、縁もゆかりもない鎌倉で開業しても、患者は全国から来るだろうという予測がつきました。開業する前から、全国各地、世界各国から、現代医学、もしくは現代社会には救われない人たちが私のもとにやってくるだろうというのは、ビジョンで見えていたことです。

普通の医師は大病院に勤務して、ある程度地域に顔を売ってから患者さんを引き連れて近場で開業するということが多いものです。そうすればある程度患者さんが安定して来るところからスタートできます。しかし私の場合は10年間日本にいなくて、しかも日本でまだ認知されていないカイロプラクティックという自然医学を学び、さらにまったく新しい領域にするために、量子力学やスピリチュアルを融合させた医学を創り出そうとしていました。これまでにないまったく新しい医学を、日本でトライするという視点で、日本に帰ってきたわけです。

自分の生まれ育った地元でやるならまだしも、縁もゆかりもない鎌倉で開業するということは、ある意味冒険です。どうして鎌倉だったかというと、最初の憧れであった東京や横浜にはない、エネルギーのよさがあったからです。居心地がいいということは、患者さんは来るだけで癒されるということ。患者さんを迎えるためには、そうした環境が重要です。

東京や横浜はおしゃれでいいけれど、ビルがたくさんあって自然がなく、無機質で、そこに集う人々も無感情です。無機質・無感情というのは、人間の本来の姿とかけ離れています。そうした意味で、やはり自然と感情が豊かな町、山と海に囲まれて、ゆっくりとした時間が流れる鎌倉がよいと思いました。

医師として何をなすべきか、もがいた時期

そうして、現代医学、自然医学、そして量子力学とスピリチュアルを融合させた真の医学をスタートさせたのですが、鎌倉に開業した10年前は、患者の痛みを取ってあげること、症状を和らげることが大事だと思ってやっていました。直感的には、患者さんの症状を和らげ、病気を治すことが大事だという考えは生命の本質ではない、と感じていながらも、医師というレッテルを負っている人間として、どうしてもそこは動かせないでいたのです。

本来の直感に従って動けないもどかしさを抱えながら、帰国後、数年間はかなりもがきました。

どこの病院に行ってもよくならなかったものが、私が診たらいきなりよくなったとか、症状がなくなったとか、癌が消えたとか……そうしたことが、鎌倉で開業した当初から、よくありました。その一方で、よくならないこともありました。

よくならないものがあると、私は苦しみました。「この患者さんは、病気をよくするために私のところに来たのに、期待に応えられない私は、なんて無力なのだろう」と。まだまだ自分の存在価値が弱いと感じ、もどかしく、悲しくなりました。なぜ同じように診療しても、よくなる人と、よくならない人がいるのだろうと、もがいたわけです。今だからこそ、あまり考えなくなりましたが、そのころは、四六時中脳を使ってそんなふうに考えていたのです。

そのころは、生活環境や食事内容、吸っている空気や、思考、意識のもち方、感情のあり方など、どういった生活を送ればいいのかを常に考え、患者さんにも説明していました。食べ物を変えたらいいとか、運動をしたらいいとか、生活スタイルを変えたら症状がよくなるとか、そういったことが世の中の流行でもあったのです。しかし、歩きたくないおばあちゃんに「歩け歩け！」とムチを打って無理やり歩かせるようなことをしたり、食べたくない人に無理やり食べさせたり、点滴で栄養を入れたり……そんなことをして、その人たちは本当にハッピーになるのかは疑問だったわけです。

感情やライフスタイルに病気や症状の原因があると考えて、患者さんに無理やり改善を迫るというやり方は、ナンセンスです。まさに、令和以前の、「NON令和」の象徴的な低次元医学と社会です。その考えは、令和になった今となっては、もはや低次元の遺産でしかありません。

患者さんに「感情を変えなさい、意識を変えなさい」と言っても、変えることはできないでしょう。不安をもっている人に「不安にならないようにしなさい」とか、症状を抱えている人に「気にしないようにしなさい」と言っても、できるでしょうか。そうしたことを言う医者もよくいるようですが、「お前ら、NON令和時代に追い返すぞ！　令和の時代から追放じゃ！」と叫びたいくらいです。それは冗談としても、令和の時代に、もはやそうしたアドバイスは必要なくなるでしょう。

生活スタイルの改善で、ある程度、症状が変わる人はいますが、それは表面的なことだけです。根本的なことは何も変わりません。実際に生活や思考を変えても変わらない人が、いかにたくさんいるかご存知でしょうか。その当時から、「ライフスタイルを変えろ」とか「感情を変えろ」というのは、医学の本質ではないと直感的にわかっていました。わかっていたけれど、それに代わる主張を、まだ生み出せていなかったから、もがいていたのです。

患者さんの魂が望んでいることをいかに実現させるか

そうしたもがきのなかでも、私はどんどん変化していきました。毎日、高次元の存在によるサポートがあり、エネルギーを上げていきました。

地球にすでに存在している知識や情報、または技術を、私はもはや必要としていません。今まで地球になかった知識や情報、技術というのは、高次元から私に授けられるものです。

今ようやくわかるようになったのは、人間というのは、脳で「こうありたい」「こうなりたい」ということと、人間の本質である魂の意識が望んでいることは、違っていることが多いということです。つまり患者さんが病気を治したいと思っていても、魂の意識では、決してそれを望んでいない場合があります。病気をもっていたほうが都合がいい、または成長できると考える場合もあるのです。もしくは、「死にたくない」と言っても、魂の次元では、「早く死にたい」と考えている場合もあります。そうしたことは目に見えないし、言葉にして表現されることもありません。しかしその場合は、病気を治すべきではないでしょう。

それがわかってからは、私の仕事は、病気を治すとか、症状をよくするということではなく、患者さんの魂の意識、大もとの意識が何を望んでいるかを実現するサポートをすることだと考えるようになりました。

患者さんが口で言っていることが本当の魂の望みでない場合は、私が魂の望むことを実現させてやると、本人は、最初は、自分が言った望み（脳を使って言ったこと）と違う結果になるので戸惑いますが、最終的には、感情が穏やかになり、「自分はこれでよかったのだ」とわかっていきます。そして、本人がそれに気づいた瞬間にＤＮＡが書き換わります。これが、令和を迎えた霊性時代の新しい、超最先端、超高次元の「0＝∞医学（ゼロ秒・無限大医学）」なのです。これはエネルギーを高め、目に見えない世界を極めてきた私にしかできない仕事ではないかと思っています。

「プロセスとゴール」の時代は終わった

「NON令和」は、プロセスとゴールの時代でした。これまでの地球次元では時間をかければかけるほどいいものができる、ゴールを設定すれば実現しやすくなると思ってやってきました。でもそれは今までの次元ではうまくいきましたが、限界のある世界での話です。

「ON令和」になると、無限大に変化できる世界があることがわかってきます。誰もが想像しない超奇跡を起こせるようになりますが、それには時間をかけないことが重要です。つまり、プロセスやゴールをもってはいけないのです。ゴールをもつ=制限をかけること、になるからです。

脳を働かせないで、ぼーっとしていて、一瞬で爆発するように変化が起きるのです。考えてはだめです。ぼーっとして、一気にロケット発射するようなイメージです。今までが山登りだとしたら、これからは、ロケット発射の時代。ある瞬間スイッチを入れたら発射して、一瞬で宇宙の果てまで行くようなものです。

医学においては、たとえば痛みの治療では、何か痛みがあれば、痛み止めの薬を飲んだり、リハビリをしたりして、徐々に痛みをなくすというプロセスとゴールがありました。骨が曲がっていたら、骨を伸ばすのに装具を着けたり、手術で骨を切って付け直したりするプロセスがあり、骨をまっすぐに整えるというゴールがあったのです。もしくは、筋肉が落ちてしまっていて、筋肉を付けないといけないというとき、今まではリハビリや食事を工夫することで徐々に筋肉を増やすというプロセスがありました。

私が今わかっていることは、患者さんを高次元のエネルギーとつなげて、新しいＤＮＡを起動させることができれば、瞬時に、そうしたことが完了し、治癒がなされるということです。それはゼロ秒で起きる奇跡です。目の前で瞬時に、痛みが引いたり腫《は》れが引いたり、熱が引いたりするのです。骨が曲がっていると、普通は曲がったところがまっすぐに伸びる過程があると思いますが、高次元の世界では次元が移行するだけなので、すでに骨が伸びている世界が目の前に現れます。プロセスがないのです。筋肉を付けたいと思ったら、次元が移行してパッと現れます。そうしたことを本当は実現できるということを、私は日々体験しているのです。

「地球社会の奇跡は、ドクタードルフィンの常識である」ということを、ぜひ、みなさんにお伝えしたいと思います。私の提唱する医学「0＝∞医学（ゼロ秒・無限大医学）」は、ゼロ秒で無限大の奇跡が起こせるのです。それが生命の本当の凄さだということを、ぜひ、より多くの方にお伝えしたいと思っています。今までの医学や社会で限界を感じていた人たちに、実は、生命には限界はないということ、ゼロ秒で無限大の奇跡が現実的に起きるのだ、ということを知ってもらいたいのです。

Part 2

「ON令和」へ進むための教え

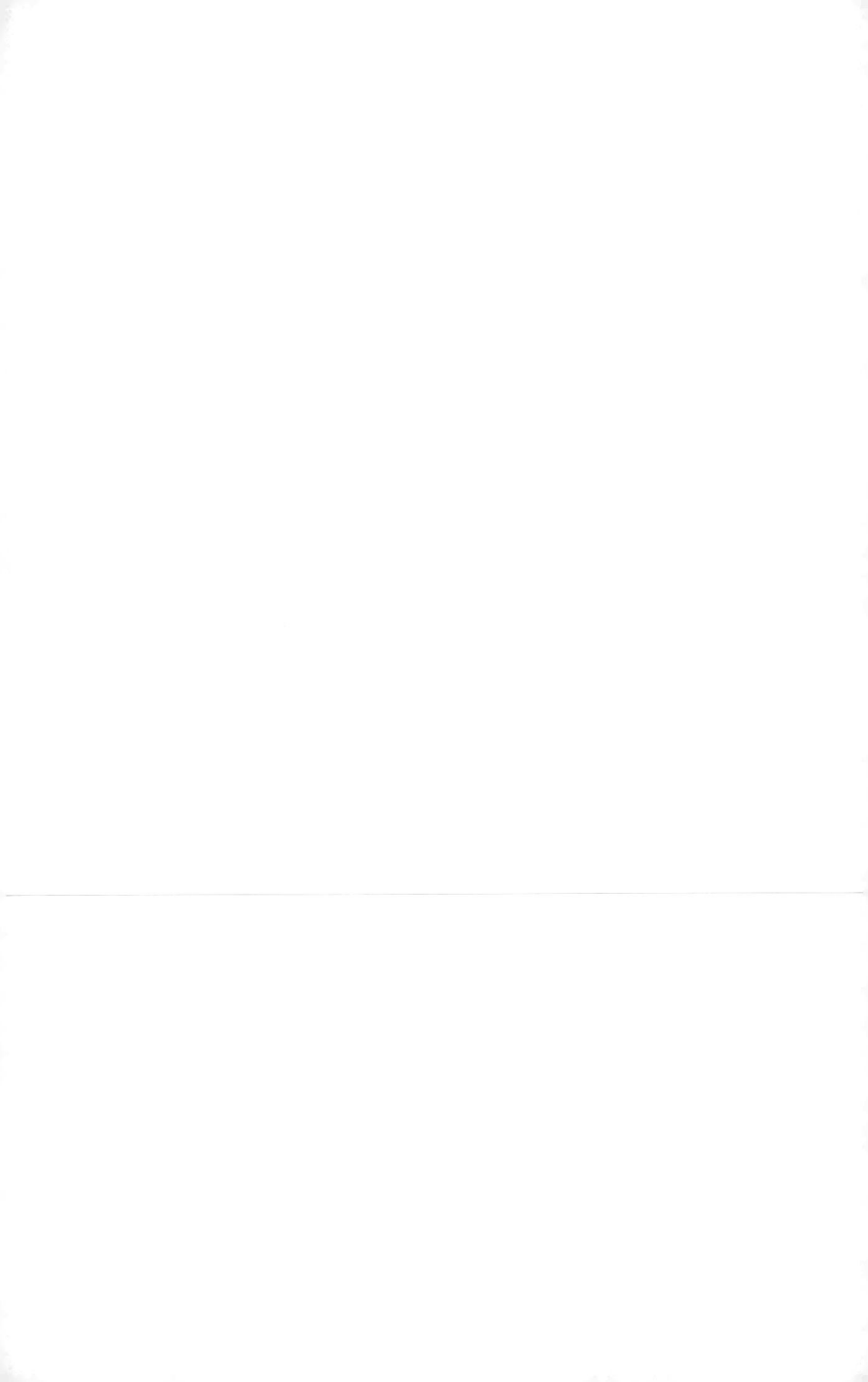

Point 1

変えようとすると、変わらなくなる。

変えようとすると、変わらなくなる。変えようとしないと、簡単に変えられる……これは、宇宙のすべてにおいて言えることです。何ごとも、変えようとしたら、変わらないのです。

「一生懸命やって、自分を変えよう」とか、「今の私はだめだ、変わらなきゃ」などといって、どうにかして自分を変えようとしてきたのが「ＮＯＮ令和」の低次元社会です。これの何が悪いかというと、今の自分を変えようということは、つまり、今ここの自分を嫌いで否定している、もしくは、今ここの自分を不完全と認識しているわけです。

宇宙に存在している生命体は、「今ここ」、ゼロ秒、瞬間の自分を完璧として捉えない限り、新しいステージには行けません。進化を遂げるためには、自分を否定するのではなく、肯定しなければならないのです。このことは「ＮＯＮ

令和」には、誰もわかっていなかったことです。

「NON令和」では、たとえば、リハビリをやって背筋が伸びて姿勢がよくなったり、何かをやった結果、骨密度が上がったり、お肌に艶《つや》が出たり、髪の毛が生えたり黒くなったり、視力がよくなったり、体力が上がったり、運動能力が上がったり、学習能力が上がったり、ということがあったわけです。

「NON令和」には、既存の医学・科学・教育の、この3本柱を行うことによって、ある程度、人間の身体や感情、言ってしまえば人生を変えることができました。身体や感情の変化、つまり細胞の中にあるDNAの変化はあったけれど、非常にゆっくりと穏やかな変化でした。弱々しい変化、と言ってもいいでしょう。これは「NON令和」のDNAの変わり方の特徴です。

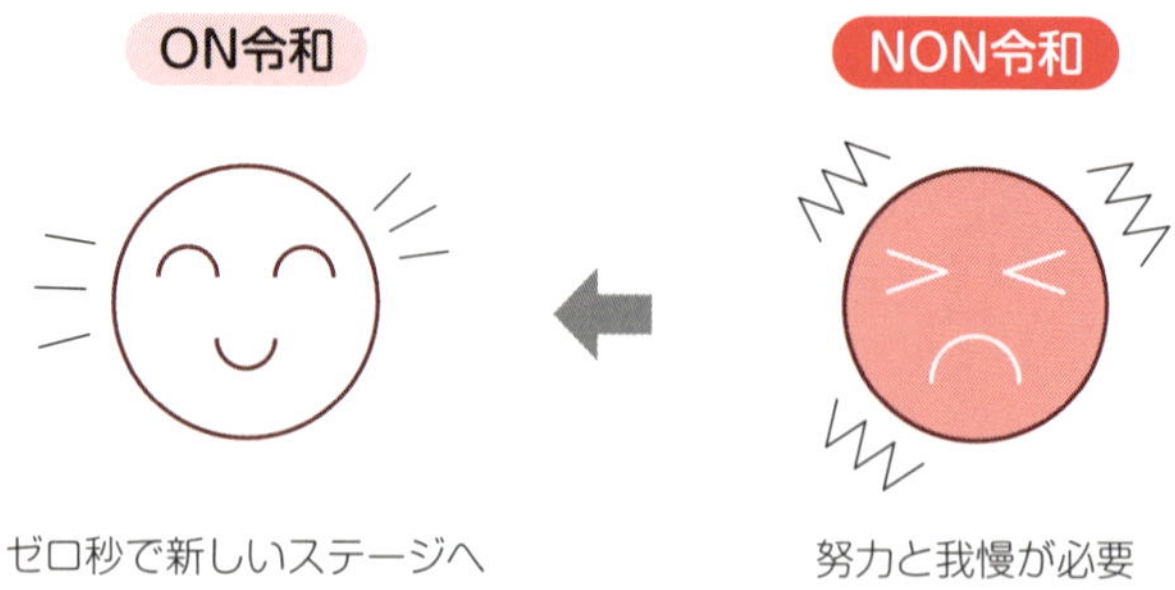

そしてそこには、努力と我慢が必要でした。子どものころなど、みなさん、「我慢して努力しなさい！」とよく言われていたのではないでしょうか。こうした言葉がけも、今後は「NON令和」の遺物となっていくでしょう。これまでの古い時代では、努力と我慢をして、プロセスを経由することで、ある程度のゴールが生まれてきました。「努力と我慢」とは、「NON令和」の象徴的な表現なのです。

Point 2

人生や身体の問題をなくせばハッピーになる、というのはウソ。

私はアメリカから帰ってきて鎌倉で診療するなかで、症状がなくなり、病気がなくなれば幸せになれる、と勘違いをしている患者さんをたくさん見てきました。身体の問題がなくなっても、人はハッピーにはならないのです。なかにはハッピーになる人もいましたが、それらは表面的なもので、ハッピーにならない人のほうが想像以上に多かったのです。

患者さんは症状がよくなっても、次の問題を必ず探し出してきます。「あなた、よくなっているじゃないですか」と言うと、「あ、そういえば、よくなっていますね」とまるで人ごとです。人は病気が治ってしまえば、自分の身体の症状について忘れてしまうのです。そして次の問題をもち出してきます。これが人間の欲とエゴの世界です。「今ここ」の幸せを見ないで、常に不幸を探しています。こういう人は永久にハッピーになれません。

こうしたことは病気においてだけではなく、人生においても言えます。私は、悩みや困難がなくなれば幸せになれると勘違いしている人を、診療所やイベントやネット上でたくさん見てきました。たとえば、仕事や金銭的なこと、家庭や男女関係に関してなど、ある悩みや困難を解消したとします。そのときは一瞬よろこびますが、そのあとまた、違う問題をもち出して、不幸な顔をしているのです。つまり、そうした人たちは、常に悩んでいたい、もがいていたいだけなのです。

私は医師として、患者さんをハッピーにすることが使命です。でも、症状を取っても、人生をよくしてもハッピーにならないなら、私はいったい何をするべきなのか……ということになるわけです。

問題をなくせば、人はハッピーになるというのはウソです。人生と身体の問題をなくしたところで、人はハッピーにはなりません。「NON令和」では、私たちは、そうした大事なことに気づきませんでした。「NON令和」のDNAには、「常に問題（不幸）を求め続ける」という考え方が、刻まれていたのです。

私は、高次元のイエス・キリストなどのアセンデッドマスターたち、そして神という存在たち、また、龍王という存在や超古代のリーダー存在、もしくはその上のゼロポイントの自分自身のエネルギー（91ページ・基礎解説1参照）とつながることによって、それに気づくことができました。どうしてそうした存在とつながれるようになったのかというと、「Part1」で述べたような、アメリカ・セドナでのスピリチュアル体験があったから、そして、もともと、私自身がそれらの存在エネルギーを保持しているからです。

Point 3

日常で起こる
どんなに小さなことも、
すべて人生や身体の
シナリオに書いてある。

私は、高次元の存在とのつながりをより強固にすることで、さらに多くの情報を降ろせるようになってきました。そして、私たち人間には、生まれたときに設定してきた「人生と身体のシナリオ」があるということがわかってきました。人生の問題も、身体の問題も、自分で選んでくるというのが見えてきました。この情報を得たのは、6、7年前くらいのことです。

そのころは、人はシナリオをもって生まれてくる、ということはわかっていましたが、どんなシナリオなのかについては、情報がまだ中途半端でした。そのときは、シナリオに書かれているのは人生と身体の問題だけで、ちょっとしたけがや、不慮の事故、突発的な出来事などは書かれていないと考えていました。しかし最近新たに気づいたのは、どんな些細《ささい》な出来事さえも、人生や身体のシナリオに書かれており、書かれていないことは一つもないということです。

急に転んだり、不意にボールが当たったり、という、ほんのちょっとしたことも すべて、たまたまではなく、シナリオに書かれている重要な出来事なのです。

それを知ると、私たちはどんなことが起きても、そのまま受け入れて生きればいいのだ、ということがわかります。身体、性格、能力、感情についても、全部シナリオに書き込まれているなら、「感情を変えなさい」とか、「考え方を変えなさい」と言われても変わるわけがありません。すべては自分自身で選び、自己の進化・成長のために必要不可欠な身体、性格、能力、感情。頑固な性格も、不安になる性格も、すべて受け入れるしかないのです。

Point 4

「NON令和」↓脳を使い、もがく、感情の時代。
「ON令和」↓脳を使わず、穏やかなる、感性の時代。

そうした人生や身体のシナリオの情報については、高次元の進化社会である星、シリウスが教えてくれました。シリウスからの宇宙飛行体（UFO）は、私のいる鎌倉に、毎日のように現れます。どうやら私は、彼らの宇宙飛行体に無意識のうちに乗って、UFOの中でシリウスの宇宙人と情報交換をしているようです。そうして得た情報が、あるときパッと脳に感知されます。私にはそれをみなさんにお伝えする役割があるようです。

宇宙人から得た情報に関しては、私は、脳で理解するのではなく、松果体を通して感性で捉えます。理解しようとすると、同時に感情も働きますが、感情で情報を受け取ってしまうと、情報のエネルギーが弱まってしまいます。だから情報は、感情を生み出す脳は使わずに、感性で受け取らないといけないのです。

Point 5

本当に自分自身を変えたいなら、DNAの、十二重螺旋エネルギーを変えなければならない。

「NON令和」のミステイク（間違い）は二つあります。

一つは、前述した「何ごとも変えようと思ったら、変わらない」ということを知らずに、無理に変えようとしていたことです。もう一つは、人の身体や感情は、「外側からの働きで変えられる」と勘違いしていたことです。

DNAの構造は、これまでは二重螺旋《らせん》だと思われてきましたが、そうではなく、本当は、目に見えない部分も含めて十二重螺旋になっています。こうした構造をもつDNAを高次元多重螺旋DNAと呼びます（93ページ・基礎解説2参照）。DNAは二重螺旋の通常1対と思われていますが、高次元多重螺旋DNAでは対が6層重なって、12重になっているのです。

「NON令和」では、自分を変えるために高次元多重螺旋DNAのどこを扱ってきたかというと、6対あるうちの一番下の層、目に見える、通常の二重螺旋

DNAの部分です。これは目に見えるDNAの中にある身体の設計図（いつ、どこに、どのように身体をつくるかという情報）ですが、その部分だけを扱ってきたために、変化に時間がかかりました。変化させるためには、まずゴール（目標）を設定し、それに向けてプロセス（努力）が必要でした。だから時間がかかり、ゆっくりと弱々しい変化しかできなかったのです。

しかし今わかっていることは、どんな些細なこともすべて、もともと人生や身体のシナリオに書き込まれてきたこと、つまり、自分で選んできた性格や能力、出来事なのですから、それを目に見える物質的な部分で変えようと思っても、変えることはできません。

もし本当に変えたいなら、感情や性格、能力のエネルギーをコントロールしている、十二重螺旋の2層目以上のもっと高いエネルギー、目に見えない部分をいじらなければならないのです。

高次元多重螺旋DNAのなかには、人生のシナリオ、身体のシナリオ、感情、性格、能力、健康、すべてのシナリオが、自分で選んだとおりに書き込まれています。その人生や身体を体験することで、魂意識は、自分がもっと進化・成長できると知っています。ですから、選んできたものを強引に変えようとしてもだめなのです。そうなりたいと思ってせっかく選んできたことなのに、それを変えるのはなんたることだと。それを「NON令和」で、私たちは一生懸命やってきたのです。そうなりたくてなっているのに、それをすっかり忘れてしまっているということ、そして、それらのシナリオでさえ、これからの時代は書き換えられる、ということを、私が地球ではじめて発信します。

Point 6

「NON令和」は目で
見えるものに頼った時代。
それは本質的な
エネルギーが
つくり出した幻影。

目に見えているもの、私たち自身の身体も、本当は、宇宙の大もとのエネルギーがつくり出した映像であり、幻影でしかありません。「ＮＯＮ令和」は、目に見えるものがすべてと捉え、その映像に頼りきった時代でした。

たとえばコンピュータ上で絵を描いて画像をつくるとします。絵のラインを描き、配置を決めて、色を決めて濃くしたり薄くしたり、グラデーションにしたり、画像を動かして動画にしたりすることもありますね。それを行うためにキーボードを操作します。そしてできあがった絵を、私たちはただの映像だとちゃんと認識しています。

パソコンの画面上に映し出された「画像」を「目に見える現実」にたとえると、「ＮＯＮ令和」では画像がすべてであり、キーボードを使って画像を操作していることを認識できませんでした。

だから画像の黒いところを白くしようと思ったら、パソコンの画面に直接、白い絵の具を塗り、黒い部分を消していました。色を変えようと思ったら、本来なら、キーボード操作をすればいいだけの話ですが、そのしくみが見えていなかったのです。

実は私も、医師になってからの10年間は、それをやっていました。私は、今ではキーボードをいじればすべての操作が完了することを知っていますが、まだ多くの医師は、画面に直接絵の具を塗っているのが現実です。医学だけではなく、科学や教育も同じように、画面ばかりをいじっています。

「NON令和」は画像をつくり出しているパソコンの存在に気づかなかった時代です。パソコンとは、つまり宇宙の大もとのエネルギーということになりますが、目に見えないものは存在しないのと同じことでした。その時代の人にとっては、パソコンやキーボードは存在しないのと同じことで、ただ目に見える画面が世界のすべてだったのです。

「ON令和」になると体験している事象、見ているもの、感じているものは、ただ大もとの自分、コンピュータの部分がつくり出したものが目の前に現れているだけということがわかってきます。すると、すべてのことが、自由自在に変えられるようになるのです。

Point 7

ゼロ秒で無限大に変われる。
そのことが
刻み込まれているのが、
「令和のDNA」なのだ！

「ON令和」となった今、生命の本質である高次元多重螺旋DNAをいじれば人生と身体のシナリオは変えられることがわかってきましたが、それはまだ私しか提唱していないことです。社会には、これから徐々にわかってくるでしょう。

ちょうど私のエネルギーが次元上昇するタイミングで、令和という時代に入りました。昨年は10冊ほど本を出しましたが、今年はすでに出版された本を含め、20冊ほどの本が企画されています。宇宙や高次元の存在たちが、新しい時代の扉を開くためには、私のもっている能力エネルギーが必要だということで、私をサポートして、もっと書け、真実をもっと広めろ、と働きかけています。そうしたタイミングで5月1日に令和元旦を迎えたのです。

令和の時代の幕開けのまさにその日、私は、長野県の戸隠神社に行っていました。なぜそこへ導かれたのかは今だからわかりますが、そのときはなんとなく気の向くまま行っただけでした。

戸隠神社の由来はこうです。天照大神《あまてらすのおおみかみ》が弟の須佐之男命《すさのおのみこと》の悪ふざけに腹を立て、天岩戸の中に閉じこもってしまい世界は暗闇になりました。八百万の神々はおおいに困って岩戸の前で儀式を行いました。天宇受売女命《あまのうずめのみこと》が力強く踊り、その踊りの巧みさに神々がどよめいたとき、何ごとかと天照大神が岩戸を少し開けました。その瞬間に天手力男命《あめのたじからおのみこと》が扉をこじ開け、その開けた岩戸を投げたのです。その岩戸は、戸隠（長野）まで飛んで、戸隠山になったということです。戸隠神社はその戸隠山の頂上につくられた神社で、「天の岩戸開きの神事」に功績のあった神々をお祀《まつ》りしています。

戸隠神社へなぜ行ったかというと、新しい霊性の扉を開くため、天岩戸を高い次元で開きに行ったのです。高い次元の神たち、すなわち天照大神などに本格的に世に出てもらうためのお役目だったわけです。それから一気に世の中のエネルギーが変わってきました。プロセスとゴールが必要で、変わったとしても弱々しかった「NON令和」のDNAから、プロセスもゴールもなくDNAが自由に変化する「ON令和」の「令和のDNA」の誕生です。

人生や身体のシナリオは生まれるときに設定してきたもので変えられない、変えるべきではない、という「NON令和」のDNAは、「ON令和」では、自由に変えられるようになっていきます。「令和のDNA」には、これから新しい地球を迎えること、ゼロ秒で無限大の変化を起こせることなど、新時代の情報が書き込まれています。そうしたことが、今後、常識になっていくでしょう。

無限大に変化できるとなると、宇宙人にもなれるし、永久に死なない人間になれるかもしれません。男なら女に、女なら男にもなれます。赤ん坊にもなれるし、石にも植物にも、昆虫にだって動物にだってなれます。過去にも生きられるし、未来にも生きられる。パラレルワールドにも飛べるのです（96ページ・基礎解説3参照）。すべての望みが、ほんの一瞬、ゼロ秒で叶う世界に向かうでしょう。

こうしたことはまだ実現していませんが、そうしたことが可能だと認識するという能力が「令和のDNA」に書き込まれているのです。変化は、あるとき突然来るでしょう。準備ができたら一晩で変わります。地球が全部書き換わっていきます。

Point 8

「NON令和」は自己否定の時代。
「ON令和」は自己肯定の時代。
100％自己肯定で、
DNAは書き換えられる！

みんな、病気になりたいから病気になっているわけです。人生でさまざまな問題を抱えてもがくのも、もがきたいからもがいているだけです。どんなつらい状況であれ、その状況を自分で選んできたのです。「ON令和」では、自分の魂の意識が選択したことしか体験していないということを、認識できるようになってきます。すると「病気でいいのだ」「人生、悩みと困難をもっていていいのだ」ということになります。

そういう状態になると、「今ここ」の自分を、100パーセント肯定できるようになります。こうして自己否定から自己肯定に移り変わっていくことが、人生のシナリオ、DNAを書き換えるうえで、とても重要なことなのです。

Point 9

「NON令和」脳で望んだことが実現しない＝不幸。
「ON令和」脳で望んだことが実現しない＝幸福。

100パーセント自己肯定の状態になるとDNAはどんな状態にも書き換えられます。それも、プロセスやゴールを必要としないから、ゆっくりではなく瞬時ゼロ秒で変わります。自分を肯定した状態でないとDNAは書き換えられません。病気の症状はつらいものかもしれませんが、それを嫌がっている状態では、細胞がよくなるわけがありません。自分を変える第一歩は、自分自身を好きになり、「今ここ」の状態を完全に肯定することが重要なのです。

症状を抑えたい、性格を変えたい、と思っているということは「今ここ」の自分が嫌で、自分自身を否定している状態です。病気である自分を愛していない、不完全な自分を愛していない……まず、そこに気づくことが大切です。気づいたら、「アイ・ラブ・ミー、私自身が愛しい、大好き」と思えばいいだけです。ゼロ秒で完了です。これを脳の理屈でやってしまうと表面的になってしまうので、本心から、感性を使って自分自身を好きにならないといけません。

これは決してむずかしいことではありませんが、ものすごく簡単だからこそ、普通の地球人は「むずかしい」と感じてしまうかもしれません。

たとえば、子どもを愛せば、愛情が返ってくるというのは、こちらから送れば、同じものが返ってくるという「引き寄せの法則」で、簡単なことのように思えます。しかしこれは、実は本質ではありません。やさしくすれば、やさしくされる。愛してやれば愛される。自分が悪い態度をとったり、怒ったりすれば、向こうも怒ってくる。成功するためには努力するとか、努力すればうまくいくとか、努力すれば誰か見ていてくれている……など、ごく当たり前に考えていたことが、「ON令和」では、崩《くず》れはじめます。

「引き寄せの法則」のように、与えたものと同じものを返してくれるほど、人

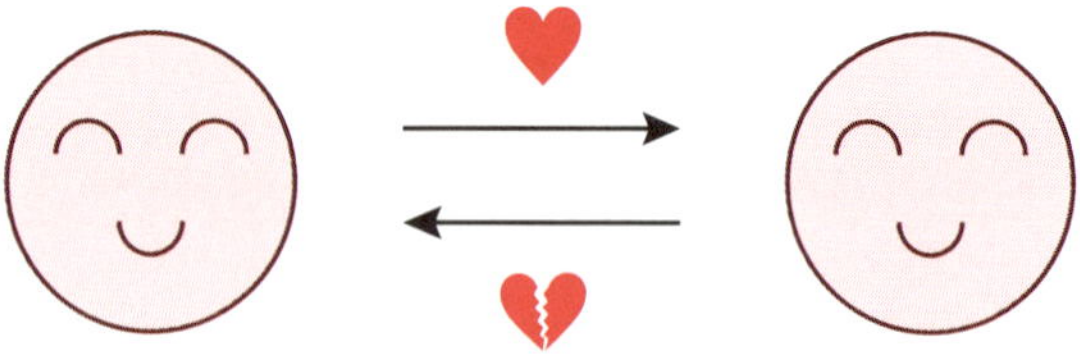

「引き寄せの法則」とは、自己肯定感を強めるとより働きやすい原理だが、同質のものを引き寄せ合うというものではない。今後は、魂が成長しあうために、やさしくすると逆に冷たくされるということも起きる。

間の意識は単純ではないということがわかってきます。人と人は、お互いに魂が成長し合うことしかしません。そうすると、やさしくすると、逆に冷たくされるということが起こります。片方がやさしくしたら、片方が冷たくするというのが、お互いが成長するためにはいいのです。コミュニケーションは、もっと複雑ということがわかってきます。

そうした変化が起きるのは、人間関係だけではありません。「NON令和」では健康食を食べれば健康になる、運動をすれば健康になる、医者の言うことを聞けば健康になる、学校の先生の言うことを聞けば賢くなる、勉強すればよい生活ができる、などと思われていたのが、全部表面的で、本質的ではないということがわかってきます。すべて低次元の教えです。今後は、単純だと思われていたことが実は単純ではなく、むずかしいと思われていたことが実は単純だった、ということが理解できるようになります。

「令和のDNA」が始動すると、人間の行動パターンはどうなるかというと、自分が脳で望んでいることとは、違うことを求めるようになります。脳で望んでいることが実現しないと、「NON令和」では不幸だと感じていたのが、「ON令和」では幸福と感じる、という方程式です。

「NON令和」の時代は、脳で望むことが幸せになるための条件だと思い込んでいましたが、「ON令和」の霊性時代になると、脳が望んでいることは、集合意識がつくったバイアス（偏見）であることが理解できるようになるでしょう。「NON令和」では、バイアスエネルギーを、自分自身の望みだと勘違いしていました。脳がそのように電気エネルギーを発信してしまっていたのです。

つまり、魂が望んでいることを行うのが令和の時代です。「令和のDNA」というのは、魂が望むことを行うことによって、DNAを自由自在に書き換えられる時代になるということです。

Point 10

魂が望んでいる自分になっているかどうかは、「楽で愉しい」の、「楽」と「愉しい」のバランスがとれているかどうかで見分ける。

「ON令和」になると、まず脳でこうありたい、こうなりたいと考えても、これは魂が望むことなのだろうか、とワンクッション置くようになります。ワンクッション置くには、まず、脳が望んでいるようになった自分を瞑想して思い浮かべます。それは夜眠りにつく前のベッドの中でもいいし、森の中でもいいし、海でもいいし、静かなカフェでもいいので、心の落ち着く場所で、思い浮かべます。

そして思い浮かべた姿が魂の望みと合致しているかどうかは、それをしている自分が「楽で愉しいかどうか」が基準です。

脳で望んでいることと、魂が望んでいることは乖離《かいり》している場合が多くありますが、乖離があると、脳で望んでいる自分になったときの自分を思い浮かべたとき、何かしっくりこない感じがあります。そして「楽で愉しいか」と問うたとき、「楽」と「愉しい」のどちらかが弱くなります。楽かもしれないけれ

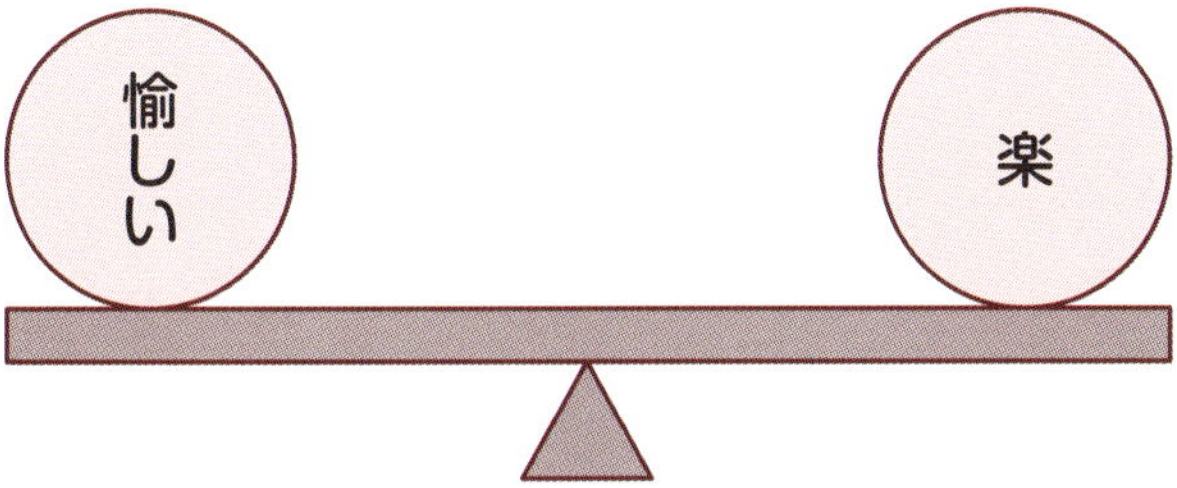

魂の望みとは、「楽」と「愉しい」のバランスがとれている状態。

ど愉しくない、愉しいかもしれないけれど楽じゃない、となるのです。それが完全に同じバランスで「楽で愉しい」となれば、魂が望んでいることなので、その方向へ突き進めば幸福になれます。

「ON令和」に入ると、こうして脳で発信した望みが、本当の魂の望みかどうかを確認するようになります。確認したら、魂の望みとわかったことは、宇宙の大サポートを受けて、瞬時ゼロ秒で無限大に変わっていきます。これは、「NON令和」の時代にもがいた人ほど、実感できるものです。

Point 11

「NON令和」↓愛は外からもらうもの。「ON令和」↓愛は自分から外に向かうもの。

ここで言いたいのは、「令和のDNAをよろこばせましょう」ということです。

「NON令和」のDNAは何でよろこんだかというと、脳が望んだことを実現したときです。でもそれは表面的、物質的な部分だけで、ゆっくりと弱々しい変化です。脳の望みは魂の望みとは乖離《かいり》しているので、魂は永久に満足できず、常に欲求不満状態になります。つまり「NON令和」には、魂が欲求不満状態にあり、常に次から次へ望みを求め続け、安定した幸福状態は永久に訪れなかったのです。

これが「ON令和」になると、脳で考えていることではなく、魂が望むことを実現できるようになります。物質ではなく霊性の時代になるので、高次元レベルで、魂がよろこびを得られるようになります。魂がよろこぶと、自分自身に対する、無条件の無償の愛が生まれます。自分自身がすごく愛おしくなり、大好きになるのです。全身のDNAが高次元レベルでよろこぶと自分が輝いてくるから、ますます自分のことを大好きになります。そうして自分のことを大好きになれる人間こそ、他人を愛する力をもつようになるのです。

今までの「NON令和」では何をやってきたかというと、自分を愛せないから、人に愛してもらおうとばかりしてきました。でも、自分を愛する人間でないと他人を愛せないのですから、自分を愛せないままでは、本物の愛はつかめなかったわけです。世の中も自分を愛していない人間ばかりなので、人から愛をもらっている人も少なかったことになります。「ON令和」になると自分を100パーセント愛せるようになるので、人に100パーセントの愛を送ることができるようになります。

自分を愛する人間が、人から愛される人間になります。しかし自分を愛する人間は、すでに完璧に「楽で愉しい」ので、人から愛される必要はなくなります。人に与えることがあっても、与えてもらうことを望まなくなります。それを、「無償の愛」と言います。発信するだけ、供給するだけで需要はないのです。

「NON令和」では、愛のベクトルが、外から自分に向いていました。「令和のDNA」がONになって起動すると、今度は、愛は自分から外に向かうようになります。愛のベクトルが、自分から外へと、正反対の向きに変わるのです。

Point 12

「NON令和」は、外側からの目で生きていた。「ON令和」は、内側の目で生きるようになる。

「ＯＮ令和」は、他者の目を気にして生きていました。自分自身で生きていなかったのです。「変わったか・変わらないか」も、他者からの視点で判断していました。しかし「ＯＮ令和」では、自分がクレイジーになって、楽で愉しかったら、もう変わっているということです。

「変えようとすると、変わらなくなる」と前述しましたが、「私、変わります」などと宣言するのはもってのほか。重大なミステイクです。なぜなら、そう言った瞬間が変わっていない時間だからです。何も言わなくていいのです。言わずに、設定したらゼロ秒で終わります。それを言ってしまうということは、変わっているとか、変わっていないという客観的な視点や感性をもっているということで、それがだめなのです。自分のことを客観的に見たらいけません。人が自分のことをどう見るか、どう思うかはどうでもいいのです。外側からの目ではなく、内側の目しか、もたないようにするのがいいのです。変わりたいなら、黙って、楽で愉しいことをすればいいだけのことです。「変わる」という観点をもつこと自体がだめなのです。あまりよく理解できないという人は、実際に私を見てみてください。私が生き字引きです。言葉はなくても、私を見てもらったらわかります。私は地球でもっともエネルギーの高い人間です。世の中では私は突拍子もないことを言う変態だと思われていますが、私は自分だけがまともな人間で、他の人たちが変態だと思っています。

人からの目なんて、気にしてはいけません。「所属している会社、団体、地域などから変な目で見られるからできない」「家族に変だと思われるからできない」と思うなら、そうした関係こそ、断つべきです。そんなことを言えば、「社会的なつながりを断ってしまったら、生活できない」と思うかもしれませんが、それはあなたの脳が考えた幻想、「NON令和」の常識社会のなかでつくられたまぼろしです。私を見てください。自分自身をこんなに強烈に表現していても、楽で愉しく、人生はうまくいっています。他者の目を気にしながら人とつるんでいるうちは、大した人間にはなれません。相手が恐れて躊躇《ちゅうちょ》し、寄ってこないようになるくらいでないといけません。

私は、楽で愉しいことにしか興味がなく、魂の望むままに自分自身を表現した結果なら、人から嫌われることも大歓迎です。笑われても、バカにされても、すべてウエルカムです。いわゆる地球人が言う余計なものである、ぬいぐるみやガチャガチャなどが好きで、たくさん買っています。UFOキャッチャーもよくします。みなさんが無駄と言うものにしか興味がない。自分がいいものはいいのです。人がどう言おうと「きゃー！　わーい!!」ということ。それ以外ありません。自分が「きゃー！　わーい!!」だったら、すべてオーケーということです。

Point 13

「NON令和」

↓社会ありき。

「ON令和」

↓個ありき。

「ＮＯＮ令和」は一人では生きられない時代でしたが、「ＯＮ令和」は一人で生きる時代です。楽で愉しく生きていれば、一人で充分、満足できます。

自分がいかに大変かを相手に見せようとしたり、理解してもらおうとしたり、同情を求めたりする人は、低レベルです。もがくなら、一人で勝手にもがけばいいのです。私は、楽で愉しく生きて満足だから、人に何かを求めようと思わないし、年をとったとしても誰かに介護してもらいたいとも思わないし、一切、人に何かしてもらいたいということはありません。だから私は病院にも行かないし、検査も受けません。一人で生きて死んでいく、という覚悟があるのです。家族は大切にしますが、本来なら一人で大丈夫です。家族がいないなら、いなくても満足できます。

「一人がいい」という人間同士がつるむから、調和することができます。自分

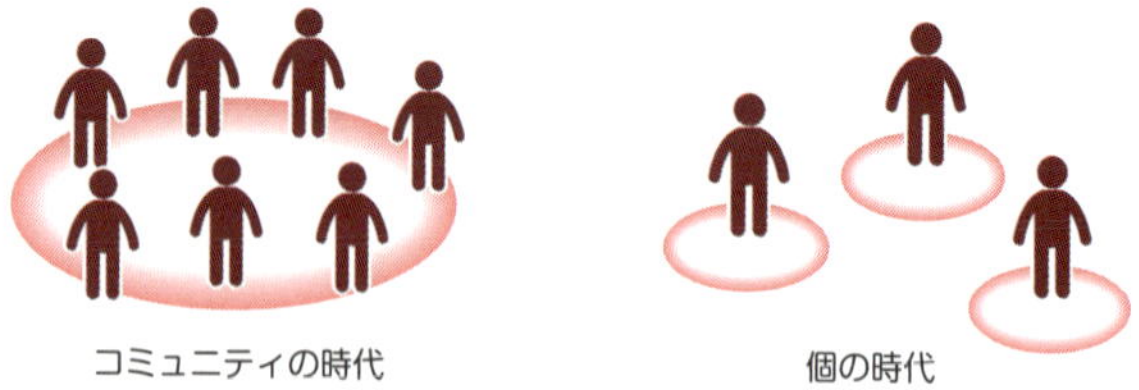
「NON令和」
コミュニティの時代
「ON令和」
個の時代

「NON令和」はコミュニティを大切にしていたが、「ON令和」ではより個で自立していく時代になる。

以外の人間が必要だと思う人間がつるめば、エゴがぶつかり合って、争いごとが起きてしまうでしょう。自立した個があるから集団ができ、社会ができるのです。社会があって、個があるのではありません。まず、「個ありき」です。

【基礎解説1・ゼロポイント】

ゼロポイントとは、生命の発祥点のことです。生命体である私たちは一人ひとり、それぞれのゼロポイントから生まれました。それは一人ひとりの限定された宇宙、「自分宇宙」の大もとです。

ゼロポイントから素粒子よりも小さな超素粒子が生まれ、やがて右螺旋運動をしはじめますが、それが私たちの生命のはじまりである「魂エネルギー」です。もともとの超素粒子の運動は無限大と言えるほど高い振動数をもち、今の科学では捉えられないほどの高次元エネルギーです。この振動によってエネルギーが個性をもつようになり、「魂エネルギー」となるのです。この魂エネルギーが脳の中心部にある松果体に入り込むことで新しい生命が地球に誕生します。

【魂の誕生】

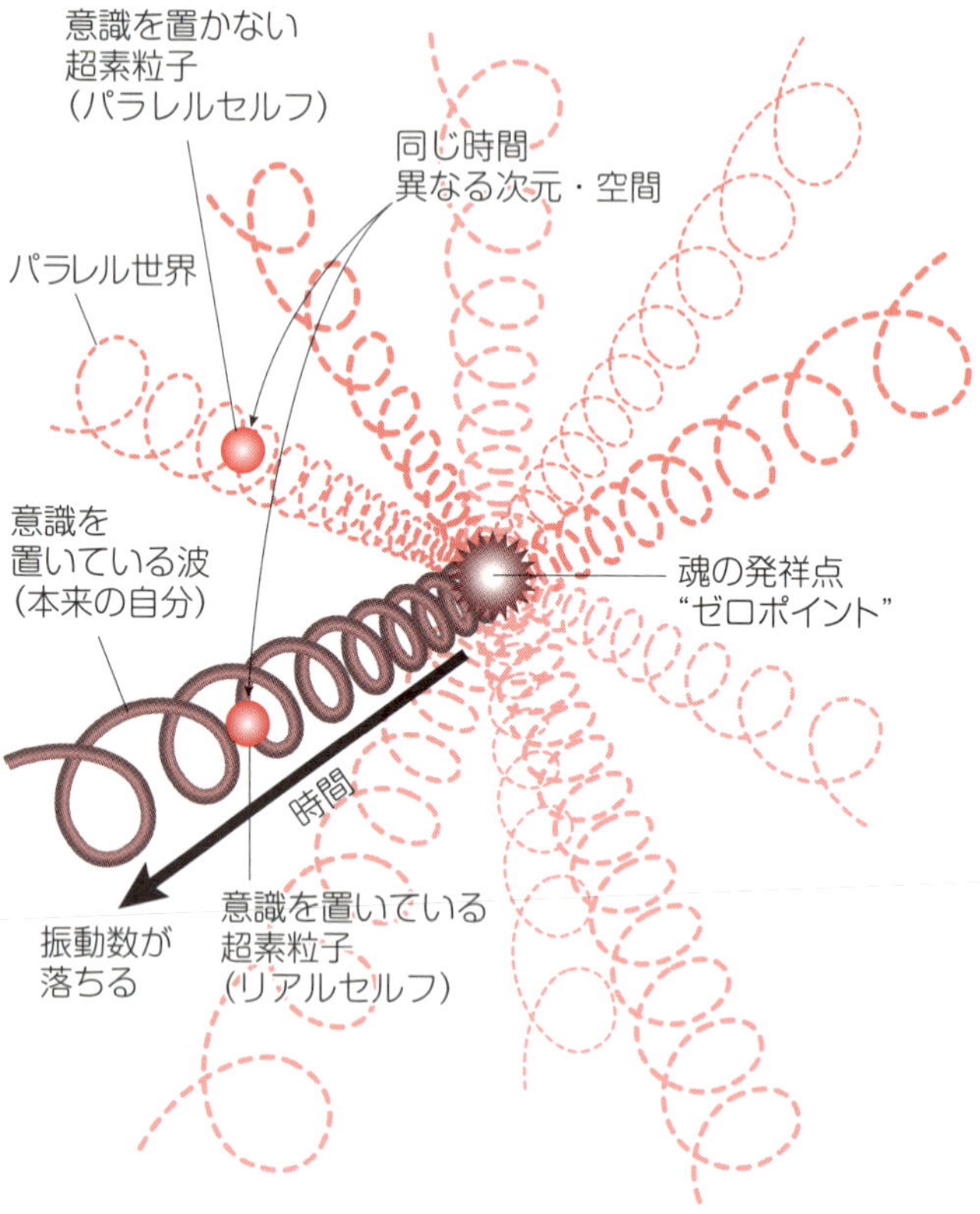

意識を置かない
超素粒子
（パラレルセルフ）
同じ時間
異なる次元・空間
パラレル世界
意識を
置いている波
（本来の自分）
魂の発祥点
“ゼロポイント”
時間
振動数が
落ちる
意識を置いている
超素粒子
（リアルセルフ）

【基礎解説2・高次元多重螺旋DNA】

身体の細胞の中にあるDNAは、目に見える世界では、二重螺旋構造になっていますが、高次元の世界ではそれが6層に重なり、十二重螺旋になっています。1~6層のそれぞれに書き込まれている情報は、95ページの表のとおりです。高次元多重螺旋DNAが書き換わる順番は、もっとも振動数の高い一番外側の6層目から、振動数の低い1層目に向かって、一つひとつ順番に書き換わっていきます。

人生のなかで気づきや学びを得ると、「人生の体験↓感情・性格・能力↓身体」という順番で変化が訪れ、進化・成長していきます。

【高次元多重螺旋 DNA の構成】

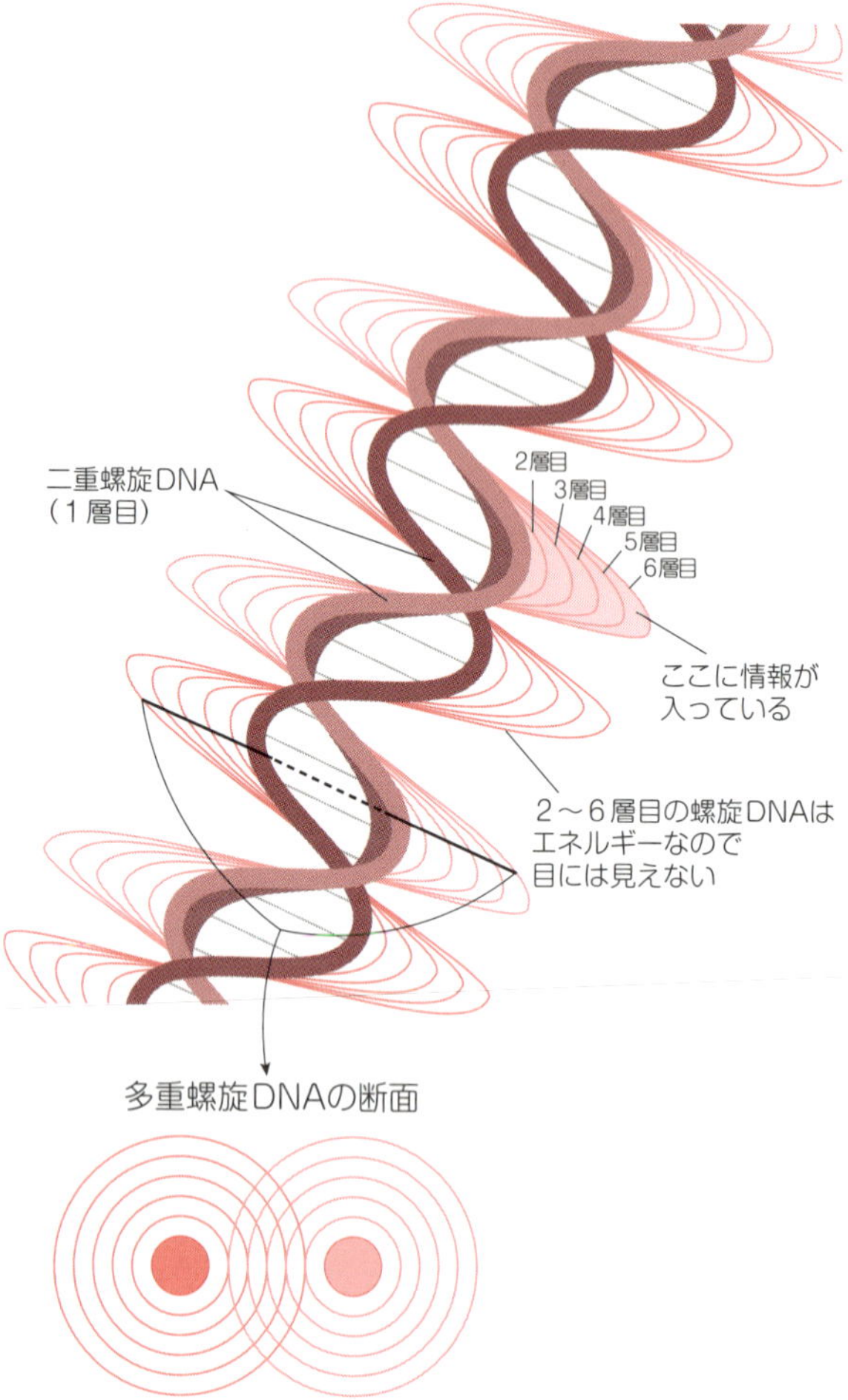

【高次元多重螺旋 DNA の各層の情報】

二重（1層目）螺旋 DNA（目に見える）	身体の設計図	いつ、どこに、どのように身体をつくるかという情報
四重（2層目）螺旋 DNA（目に見えない）	身体の働かせ方	どの部分をどのように機能させるかという情報
六重（3層目）螺旋 DNA（目に見えない）	身体の治し方	どの部分をどのように修復させるかという情報
八重（4層目）螺旋 DNA（目に見えない）	身体のシナリオ	いつ、どこで、どのような身体のイベント（成長、病気など）を体験するかという情報
十重（5層目）螺旋 DNA（目に見えない）	感情、性格、能力の情報	どのような感情や性格、どういう能力を所有するかという情報
十二重（6層目）螺旋 DNA（目に見えない）	人生のシナリオ	いつ、どこで、どのような人生のイベント（成功、失敗、困難など）を体験するかという情報

【基礎解説3・パラレルワールド】

私たちには常に、無限数のパワレルワールド（平行世界）が存在しています。脳の中心にある松果体は、多次元に存在する自分のいる宇宙（パラレルワールド）との出入口（ポータル）になっています。松果体には、他の次元（パラレルワールド）とつながるポータルが無限にあります。そのなかから1個のポータルしか選べず、選んだポータルが新しいパラレルの世界になります。

Part 3

ゼロ秒で変化する「令和のDNA」の秘密

Point 14

生命を維持する働きを担う割合は、DNAが97%、心臓が2%、脳が1%。

ＤＮＡとは、いったい、なんでしょうか。ＤＮＡとは、私たちの身体に40兆個以上もあると言われる細胞の一つひとつに備わっているもので、細胞はＤＮＡの遺伝子情報にもとづいて形成され、働きます。ＤＮＡは生命の設計図であり、生命の超本質です。これ以上の本質はありません。

生命は、身体のない生命体（エネルギー体としての存在）と、身体のある生命体の二つに分けることができます。地球は、目に見える身体（物質）をもつ、生命体です。そこに身体をもって生まれた私は、身体をもつ生命体である地球人に役立つことを行うために、今この本を書いているわけです。

身体をもつ生命体の超本質はＤＮＡです。一般には脳や心臓が重要で、生命の本質だと思っている人が多いようですが、そうではありません。人の個性はどこにあるのかというと、ＤＮＡにあります。ＤＮＡは、その人の人生と身体を規定するすべての情報をもっており、その他のところにはありません。だからＤＮＡこそが重要なのです。

では、ＤＮＡに刻み込まれた「人生と身体を規定する情報」にもとづいて人間が生きるとき、脳はどのような役割を果たすのでしょうか。そのとき脳は、自分以外の存在や、周囲の環境と交わることによって生まれた感情や知識を、情報として蓄積する図書館の役割を果たします。そして心臓は、栄養を細胞へ送るためのガソリンスタンドの役割を果たします。つまり血液という栄養の供給母体を送る源です。図書館やガソリンスタンドは、なくても細胞自体は、生きることができます。なくても生きることができるということは、それだけでは生命にはなり得ないということです。図書館とガソリンスタンドだけがあったところで、人生と身体を規定する情報（ＤＮＡ）がない限り、生命にはなり得ません。

DNAと脳と心臓、この三つが生命を維持する役割の重要度は、私が受けとる情報では、DNAが97パーセント、心臓が2パーセント、脳が1パーセントです。脳がなければ、感情や思考をもたない生命体になりますが、存在することはできます。また心臓がなくても、細胞を実験室で培養することはできますし、細胞は生き続けることができます。でもDNAがなかったら、心臓も脳も存在できません。だから、DNAを語らないといけないわけです。

DNAとは、つまり人生と身体のシナリオです。私たちは、どんなDNAをもって生まれるか、自分自身で選んできました。わざわざ自分で人生と身体の問題をもって生まれてきますが、なんのために問題をもつかというと、魂を進化・成長させるためです。あえて問題をもち、問題と向き合い、その答えを出そうとすることで、魂を進化・成長させようとしているのです。

Point 15

「NON令和」↓DNAを
外側から緩やかに変える。
「ON令和」↓DNAを
内側から瞬時に変える。

「ＮＯＮ令和」の時代には、「ＤＮＡとは、生まれたときから、自分の力では、大きくは変えられないもの」という人々の意識がありました。変えられたとしても、中からではなく、外からの力によって、弱々しく変えられる、という程度でした。

たとえば、ネガティブな思考ばかりしていると髪が白くなり、ポジティブだと髪が黒くなるとか、そうしたちょっとした事象でも、ＤＮＡは書き換わっていると言えます。汚染物質や有毒物質とか、悪い食べ物などの毒を取り入れることや、事故や姿勢の悪さ、けが、もしくは悪い感情や考え方などの外からの力によって、ＤＮＡは少しだけ悪い方向に変化するというのが、「ＮＯＮ令和」時代の常識でした。だから、そうした外からの毒や力を避け、ＤＮＡをよい方向に変化させるようポジティブ思考をもちなさい、と言われていたのです。つまり「ＮＯＮ令和」では、ＤＮＡは外から少しは変えられるけれど、中からは変えられないという世界だったのです。

「NON令和」の時代は、生まれもったDNA以上のものはあり得ないとされ、生まれた状態を全部受け入れて、「それをもったのがお前の人生だ、諦めろ」という世界です。どんなDNAをもって生まれるかは、人生の運であるとされてきました。

裕福な家に生まれるか貧しい家に生まれるか、能力のある親のもとに生まれるのかどうか、健康な身体で生まれるかどうか、もしくは能力のある人間に生まれるかどうか……生まれもつ人生で設定された能力、環境、健康状態などは、DNAによって規定されていて、それを生きるしかない。多少は変えられるけど、大きな枠は越えられない。一発逆転はなく、一度生まれたら諦めろということです。

貧しい家庭に生まれたら中堅ぐらいまでは
お金持ちになれるけれど、一発逆転で大富豪
になることは、ほとんどの人間には無理です。
能力が低く勉強ができないのが、急に神童に
なるわけがなく、身体が弱いのに、急に健康になるわけも
ないと思っていました。それが今、私、ドクタードルフィ
ンがついに地球に参上しました。世の中が変わりますよ、ということです。世
直しドクターの登場です。ついに地球がひっくり返るような革新が起きようと
しています。

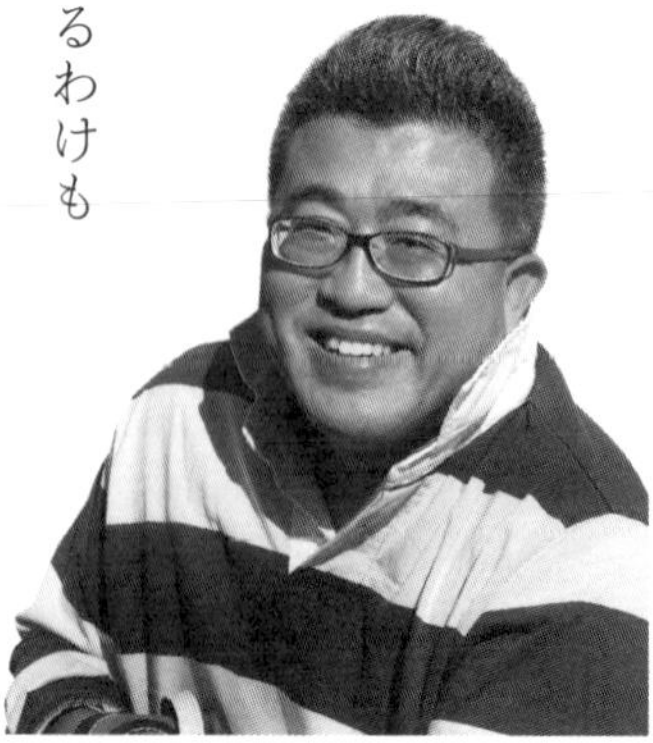

Point 16

「ON令和」では意識を変えてDNAをリボーンさせる。

ひっくり返るのは、もっとも重要な生命の本質、「DNAのあり方」です。「令和のDNA」は、ゼロ秒で無限大、自由自在に書き換えられます。まったく書き換えられないと言われていた時代から、ゼロ秒で無限大に自由自在に書き換えられる時代になるわけです。どれだけ違う時代になるのでしょう。間逆どころの話ではありません。

意識の置き方によって、価値観がすべて変わるのです。意識が変わった人間は、意識の力によってDNAをすべて書き換えられるようになります。いかに意識の力がすごいかということです。

DNAを書き換えるセルフワークは、これまでも本で紹介してきました。セルフワークをしなくても、意識さえ変えられれば、その場でDNAはリボーン（生まれ変わる）しますが、何かやらないとしっくりこないという方のためにご紹介しますので、実践してみてください（125ページ参照）。

DNAをリボーンすることが、新しい時代を切り拓《ひら》く鍵になります。くり返しますが、「NON令和」は、DNAは内側からは変えられない時代でした。「ON令和」では、逆に、内側から全部変えることができ、外側からは変えられなくなります。「NON令和」でも外から多少なら変えられると言ってきましたが、それくらいでは、本当に変わったとは言えないでしょう。本当に変えるということは、全部ひっくり返すということ。リトマス紙の赤を青に変え、青を赤に変えるということです。もっと言えば、白を黒に変え、黒を白に変えます。DNAを変えるということは、それぐらい変わることです。つまり、人間が、まるっきり生まれ変わったようになります。しかも内側からです。それが「令和のDNA」です。

Point 17

「NON令和」↓病気が治らないともがく時代。「ON令和」↓病気は治す必要がない時代。

「ＮＯＮ令和」の時代は、病気を治したいとか、病気で死にたくない、という集合意識のなかで、多少、症状がよくなったり、病気が治ったりすることもありました。しかし「ＯＮ令和」では、病気は治す必要がない、となります。魂が「病気を治す」と決めている人は治りますが、魂が「学びのために病気は治さない」と決めていたら治す必要はありません。病気や症状をもったまま穏やかに学びたいとか、学び終えて早く死ぬことを目的にしていることがあるので、治す必要はなく、むしろ治したらだめなのです。

令和の時代は「病気になりたくない」ではなくて、逆に、「病気になるんだ！病気になれ！」という世界です。魂が本当に病気になりたいなら、死にたいなら、病気になるＤＮＡ、早死ににするＤＮＡを選んで生まれてきます。魂を解放して、その思いどおりにしてあげることが大切です。そこには病気になった

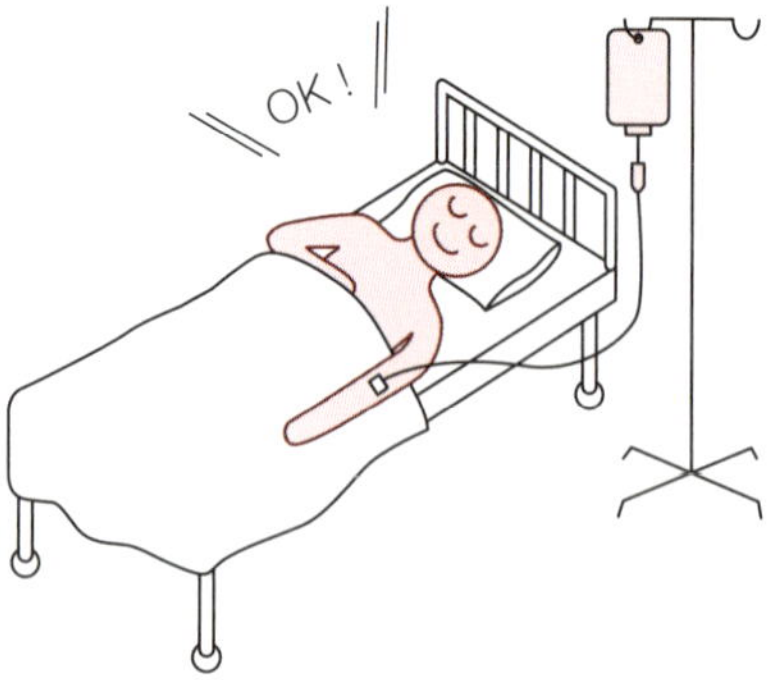

学びのために病気を選んできているのだから、病気はむしろ治す必要がない。

としても、死ぬとしても、魂の思ったとおりに生きているので、苦しみというものがありません。

ただし、病気になって死ぬというDNAを選んできたとしても、令和の時代の今、ドクタードルフィンが地球に登場してからは、「病気がない」という状態にDNAを書き換えられます。病気になると決めてきても病気がない状態にDNAを書き換えられるし、死ぬと決めてきても生き続ける状態に書き換えられるのです。

Point 18

「NON令和」のDNA
=Dead(死んでいる)。
「ON令和」のDNA
=Alive(生きている)。

「NON令和」は外からの働きかけで変わるけれど、内側からは変わらない。それが令和に入ってからは、内側から変わるのだ、外側からは変わらない、ということを強調しておきたいのです。

「令和のDNA」は生きもので、生きています。「NON令和」のDNAは死んでいました。「NON令和」のDNAはネガティブです。DNAの変化は、いいほうに向かうものもありますが、そのほとんどは、悪いほうに向かうだけでした。「令和のDNA」は、場のなかにある生命体で、生きています。「NON令和」のDNAはアンハッピーの意識があって、変われなかったけれど、「令和のDNA」はハッピーな時代です。時代が令和に変わった今、「楽で愉しい」ことを実践して、DNAをハッピーにしてあげたら、世界は自分の望みどおりにどんどん変わっていきます。

Point 19

「NON令和」↓ハグ＆キスは人間にする。
「ON令和」↓ハグ＆キスはDNAにする！

DNAをハッピーにさせるコツは、生まれもったあるがままのDNAを、むちゃくちゃほめちぎることです。「私のDNAはすごい。私は最高だ！　地球で一番、いや、宇宙で一番だ!!」とほめちぎるのです。不幸に生まれてきた、貧しく生まれてきた自分のDNA、能力がなく生まれてきた自分のDNA、不健康で生まれてきたDNAを「それだからおまえはすごい。最高だ！」とほめちぎること。そこに理由は必要ありません。

「NON令和」では、これだからいいとか、これだから悪いとか、理屈ばかり言っていました。「ON令和」では、「これだから」というのが取れるのです。自分の魂が、理屈抜きに選んだDNAです。無限のなかから唯一選ばれたDNAです。だから最高、一番なのです。そういう事実を受け入れて、ほめちぎって、讃《たた》えてほしいと思います。

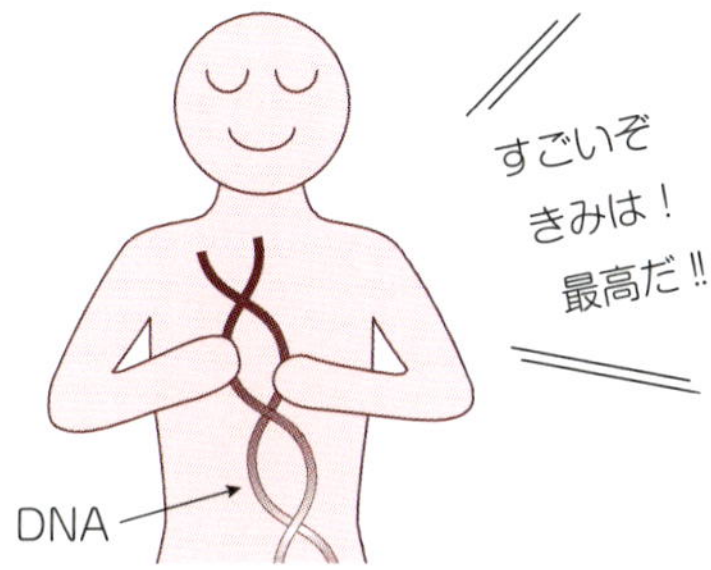

「すごいぞ、きみは。ありがとう。きみと出会ったからこそ、私は地球でハッピーな人生を送れる。きみを選んでよかった。きみでなくちゃだめだ。きみは最高のフレンズだ」とＤＮＡにハグして、キスをするのです。つまりそれは、今あるがままの自分を受け入れるということです。そうしてＤＮＡを超ハッピーにしてやることで、ＤＮＡを自分の望みどおり書き換えることができるようになります。

Point 20

「NON令和」→食べ物の本体やそれを育てた人に感謝する。「ON令和」→食べ物のDNAに感謝する。

「NON令和」の時代は、肉を食べるときは、牛や豚や鳥に、野菜を食べるときは野菜を育てた人に感謝してきました。それも大事なことですが、もっと大事なことがあります。それは、肉の細胞をつくっているDNAさん、野菜の細胞をつくっているDNAさんに感謝することです。「NON令和」ではDNAをただの物質として見なし、軽視していましたが、「ON令和」では、「DNA=ソウルメイト」になるのです。食べ物をはじめ、あらゆるDNAに、語りかけましょう！　令和は、DNAにフォーカスする時代です。医療でも、今までは脳とか心臓とか、心とか身体にフォーカスしていましたが、それはもう時代遅れです。今やDNAの心にコンタクトする時代です。

DNAだけが本質で、あとはみんな着ぐるみのようなもの。重たい着ぐるみを着ていたのが「NON令和」の時代の人間です。「着ぐるみを脱ぎ捨てるんだ！」と叫びたいですね。

Point 21

「NON令和」→生命エネルギー3%で生きていた。
「ON令和」→生命エネルギー100%で生きていく。

この章の冒頭でも述べたとおり、生命は主にＤＮＡによって維持されており、その役割を担う割合はＤＮＡが97パーセントで、残りの３パーセントは、心臓が２パーセント、脳が１パーセントの割合になっています。潜在的な生命力が１００パーセントとすると、「ＮＯＮ令和」では、その３パーセントしか発揮していなかったということになります。これが、「ＯＮ令和」では１００パーセントになります。

ＤＮＡは、身体のすべての細胞の中に必ずあるものです。ＤＮＡをケアすれば、同時にすべての臓器をケアすることになり、脳と心臓もケアされ、うまく働くようになるでしょう。つまり、ＤＮＡをケアすることで、生命力が自動的に１００パーセント発揮されるようになります。

Point 22

「NON令和」

↓五感に頼っていた時代。

「ON令和」

↓松果体で受ける宇宙の
叡智で生きる時代。

「NON令和」では、視覚や聴覚、触覚や嗅覚、味覚など、五感を通して入ってくる感覚をDNAが受けていました。でも「令和のDNA」は、五感からは大きくは影響を受けません。宇宙からのエネルギーが松果体で受信され、それが背骨のなかの神経を伝わって全身にいきわたり、DNAが宇宙の叡智《えいち》を受け取ります。令和の時代には、DNAに影響を与えるのが、五感ではない、ということが大事なところです。

「NON令和」から「ON令和」に変わるときは、五感の能力がピークでした。これまでは五感で感じることにしか頼れなかったけれど、これからは、五感以外に大事なものがあると、みなさん、わかってくるでしょう。すると五感が退化していきますが、感覚の衰えがあっても不便に感じなくなります。五感が衰えれば衰えるほど、叡智がさえていきます。

音楽を聴くときも、多少聴覚は使うけれど、その割合が減って、音を松果体で捉えるようになります。音楽だけではなく、映像も、味も匂いも、肌触りも、臭いも、すべて松果体で捉えるようになります。それが「令和のＤＮＡ」です。つまり、宇宙のエネルギーとつながるためには、五感はじゃまだったわけです。これからは見えない瞳、聞こえない耳で宇宙とつながっていくのです。

私たちは今後、これまでにない、凄い時代に生きることになるでしょう。ドクタードルフィンと同じ世界に生きる人類は、幸せものです。そのあとでも、先でも、だめでした。今だからこそ、最高の人類の幸せを享受できるようになるのです。

【DNAを目覚めさせるセルフワーク】

まずはじめに「松果体のポータルを開くワーク」を行い、その後、「高次元DNAコードを組み込む操作」を行って、DNAエネルギーを書き換えていきます。「松果体のポータルを開くワーク」は、高次元DNAコードを組み込む準備操作です。丹田のエネルギーとハートのエネルギーを合わせ、松果体のエネルギーに重ねていきます。脳を眠らせ、宇宙と自分と地球が完全につながっている状態をつくります。

松果体のポータルを開くワーク

1　立ったままでも、座っていてもいいので、丹田（へそ下）に両手を当てて、

「すべて大丈夫」と唱えます。「すべて大丈夫」ということは、地球のエネルギー、地球の叡智（ガイア意識）にサポートされていることを意味します。グラウンディングして、そのまま地球のエネルギーをもらい、地球とつながるのです。

2

次に、両手を上へずらしていって、胸に手を当てて、「愛がいっぱい」と唱え、自分自身にフォーカスします。胸を愛でいっぱいにすることで、ガイアのエネルギーにグラウンディングしたまま、ハートチャクラまでつなげてくる動作です。

3

頭に触れ、「すべて完璧」と唱えます。脳をシャットアウトして、宇宙の叡智（宇宙意識）とつながります。脳の常識、固定観念を全部眠らせ、松果体だけにします。これで宇宙と完全につながります。その状態で「高次元DNAを組み込む操作」を行います。

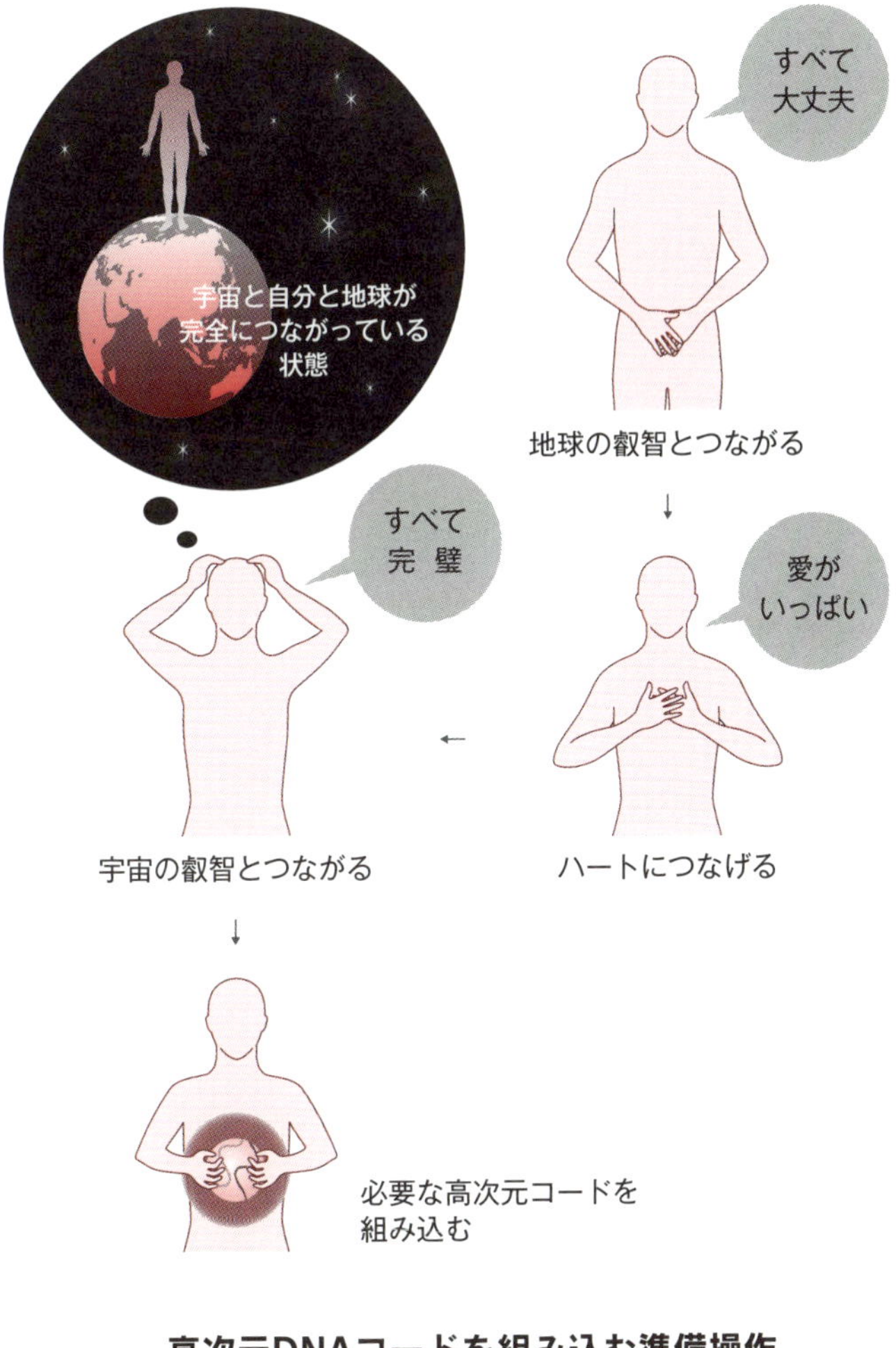

高次元DNAコードを組み込む準備操作

高次元DNAコードを組み込む操作

（2～8は132ページのイラストを参照）

1 自分が今、何を望んでいるかを具体的に考え、「21の高次元DNAコード一覧表」（130、131ページ）のなかから入れたいコードを選びます。その後、両手の中にDNAの対をイメージとして保持します。

2 両手を開いていき、DNAの対螺旋のチェーンがほどけるのをイメージします。

3 DNAのチェーンがほどけた瞬間、ほどけたDNAのそれぞれにRNAができてペアになります。RNAはDNAのコピーで、タンパク質合成をする際に情報伝達の役割を果たす物質です。DNAコードは、DNAに直接組み込むのではなく、まずRNAに組み込みます。RNAのほうがエネルギーがやわらかく、フレキシブルだからです。

4 1であらかじめ選んでおいた「高次元DNAコード」の色の光の玉がRNAの中心に降りてくるのをイメージし、色の光の玉とRNAが接するようにします。

5 手を開いて閉じたら、「高次元DNAコード」がRNAに自動的に組み込まれます。

6 手を少し開いて、書き換わったRNAがDNAに転写されます。

7 これでDNAの一部が新しいコードに書き換わった状態になります。

8 最後に手を閉じてDNAの対をもう一度閉じてくっつけます。これでDNAの書き換えが完了です。1から8を数回行うとより確実に書き換えができます。

	パワーストーン	性　質
	サンストーン	物質的、精神的な豊かさ
	ムーンストーン	穏やかさ
	アクアマリン	生命力、生きる力
	ラリマー	よろこび
	アベンチュリン	夢と希望
	ルビー	情熱
	タンザナイト	勇気
	レインボー水晶	今ここ
	スモーキー水晶	目覚め（地球次元）
	透明水晶	パワーとテクノロジー
	アゼツライト	新生（ジーザス・クライスト）
	レムリアン水晶（ゴールデンヒーラー）	癒し
	ピンクレムリアン水晶	調和
	ギベオン	変革（成功・富・名声）
	スギライト	浄化
	インカローズ	対象をもつ愛（地球次元）
	金	平和
	プラチナ	奇跡
	セレナイト	無条件の愛（宇宙次元）
	ダイアモンド	覚醒（宇宙次元）
	モルダバイト	宇宙の叡智

21の高次元DNAコード一覧表

コード番号	コード名	エネルギー	カラー
第1	SUN	アマテラス	オレンジ色
第2	MOON	ツキヨミ	黄色
第3	AQUA	スサノオ	水色
第4	DOLPHIN	イルカ	淡いピンク色
第5	GAIA	物性地球	淡い緑色
第6	PHOENIX	不死鳥(鳳凰)	赤色
第7	DRAGON	龍	青色
第8	RAINBOW	霊性地球(卑弥呼)	虹色
第9	CHAMPAGNE	縄文時代(麻)	淡い褐色
第10	CLEAR CRYSTAL	アトランティスの時代	透明
第11	WHITE GOLD CRYSTAL	ムーの時代	白色
第12	YELLOW GOLD CRYSTAL	物性レムリアの時代	淡い金色
第13	PINK GOLD CRYSTAL	霊性レムリアの時代	ピンク金色
第14	COSMIC SILVER	金星(サナトクマラ)	濃い銀色
第15	VIOLET	銀河(セント・ジャーメイン)	紫色
第16	DEEP PINK	天の河(観音)	濃いピンク色
第17	GOLD	プレアデス	濃い金色
第18	PLATINUM	シリウス	淡い銀色
第19	PURE WHITE	ハトホル	純白色
第20	DIAMOND	アルクトゥルス	輝く光色
第21	COSMIC BLACK	アンドロメダ	濃い緑色

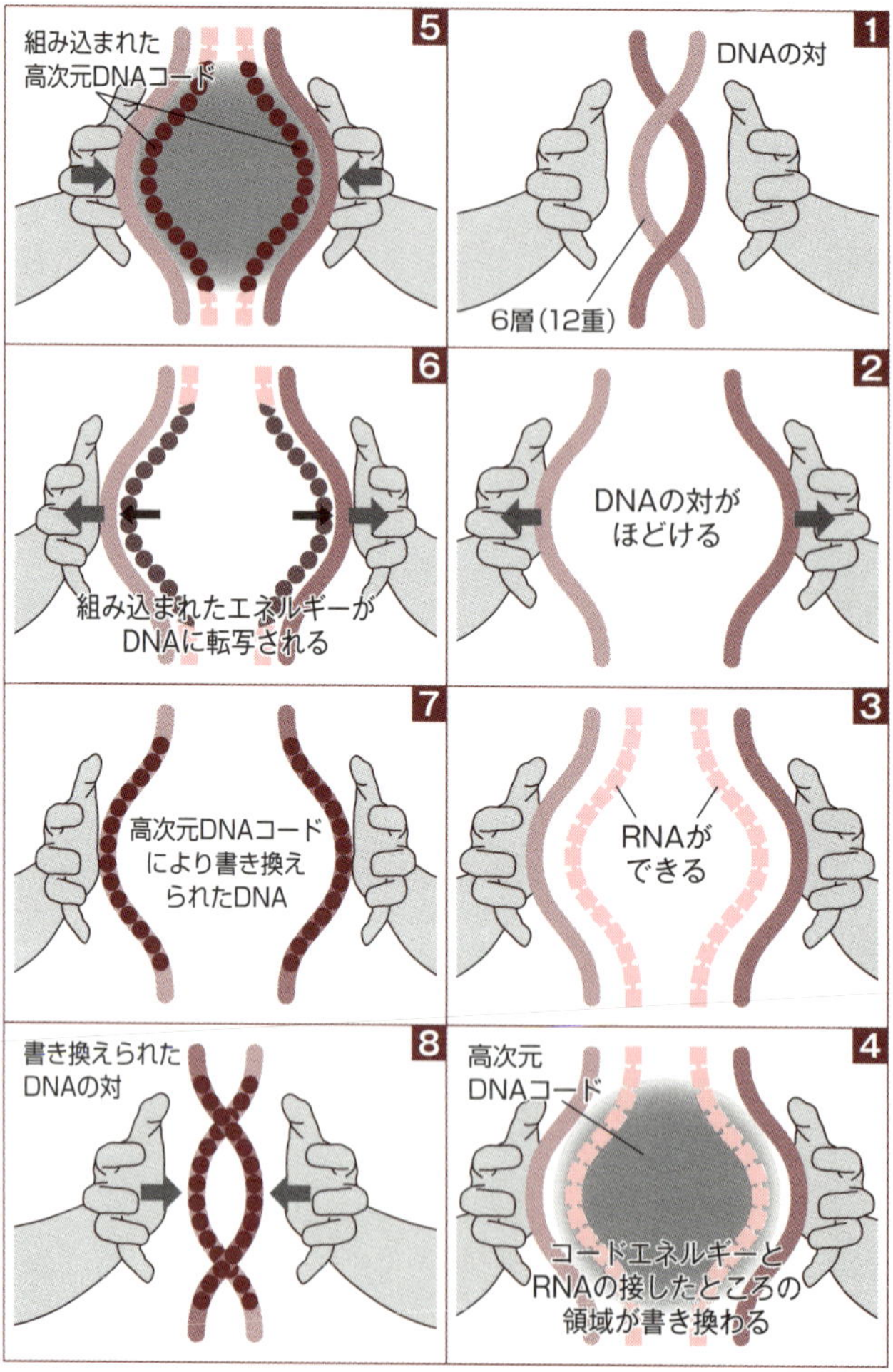

【高次元 DNA コードを組み込む操作】

∞ ishi ドクタードルフィン 松久 正
鎌倉ドクタードルフィン診療所院長。日本整形外科学会認定整形外科専門医、日本医師会認定健康スポーツ医、米国公認ドクターオブカイロプラクティック。慶應義塾大学医学部卒業、米国パーマーカイロプラクティック大学卒業。

「地球社会の奇跡はドクタードルフィンの常識」の〝ミラクルプロデューサー〟。超神レベルで人類と地球の覚醒を担う高次元存在として、社会と医学を変革する。超高次元エネルギーのサポートを受け、人類をはじめとする地球生命の松果体を覚醒することにより、人類と地球のDNAを書き換える。超次元・超時空間松果体覚醒医学∞ IGAKUの対面診療には、全国各地・海外からの新規患者予約が数年待ち。世界初の遠隔医学診療を世に発信する。セミナー・講演会、ツアー、スクール（学園、塾）開催、ラジオ、ブログ、メルマガ、動画で活躍中。ドクタードルフィン公式メールマガジン（無料）配信中（HPで登録）、プレミアム動画サロンドクタードルフィンDiamond倶楽部（有料メンバー制）は随時入会受付中。ドクタードルフィンスペシャルエネルギー注入オリジナルグッズをHPのオフィシャルショップで販売。

多数の著書があり、最新刊は『死と病気は芸術だ！』（VOICE）『神ドクター Doctor of God』（青林堂）、他に『UFOエネルギーとNEOチルドレンと高次元存在が教える地球では誰も知らないこと』『幸せDNAをオンにするには 潜在意識を眠らせなさい』（明窓出版）『いのちのヌード』『シリウス旅行記』『これでいいのだ！ ヘンタイでいいのだ！』（VOICE）『多次元パラレル自分宇宙』『あなたの宇宙人バイブレーションが覚醒します！』（徳間書店）『からまった心と体のほどきかた 古い自分を解き放ち、ほんとうの自分を取りもどす』（PHP研究所）『松果体革命』『Dr.ドルフィンの地球人革命』（ナチュラルスピリット）『ワクワクからぷあぷあへ』（ライトワーカー）『かほなちゃんは、宇宙が選んだ地球の先生』『ペットと動物のココロが望む世界を創る方法』『ドクタードルフィンの高次元DNAコード』『ドクター・ドルフィンのシリウス超医学』『シリウスがもう止まらない』『水晶（珪素）化する地球人の秘密』（ヒカルランド）など、話題作を次々と発表。『松果体革命』（ナチュラルスピリット）は、2018年度の出版社No1.ベストセラーで海外からも出版されている。また、『「首の後ろを押す」と病気が治る』は海外出版もされる健康本ベストセラーとなっており、『「首の後ろを押す」と病気が勝手に治りだす』（ともにマキノ出版）はその最新版。

今後も、多種イベント開催とともに、続々と多くの新刊本を出版予定で、世界で今、もっとも影響力のある存在である。


ドクタードルフィン公式ホームページ　https://drdolphin.jp/

令和のDNA ——0＝∞医学——

第一刷 2019年10月31日

著者 松久 正

発行人 石井健資

発行所 株式会社ヒカルランド
〒162-0821 東京都新宿区津久戸町3-11 TH1ビル6F
電話 03-6265-0852 ファックス 03-6265-0853
http://www.hikaruland.co.jp info@hikaruland.co.jp

振替 00180-8-496587

本文・カバー・製本 中央精版印刷株式会社

DTP 株式会社キャップス

編集担当 揚石圭子／溝口立太

ISBN978-4-86471-816-5

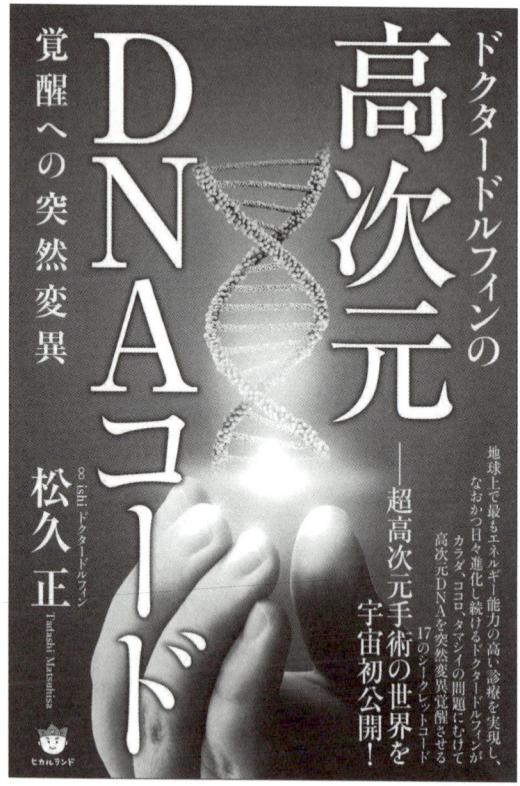

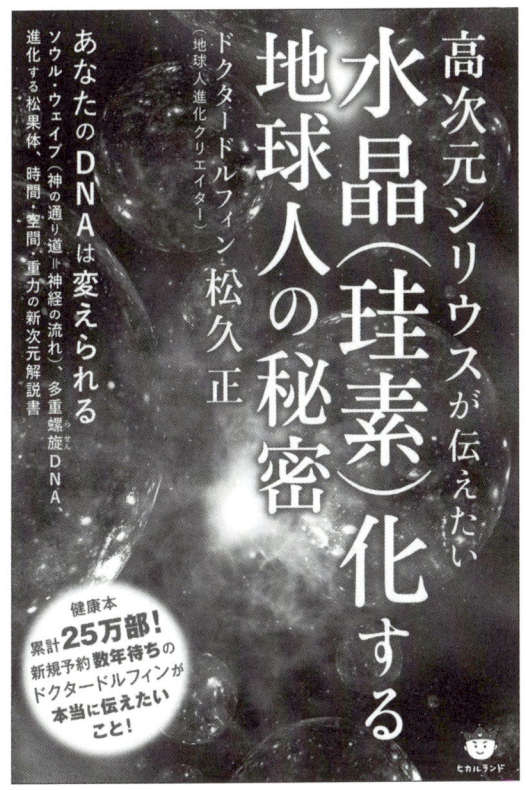

ヒカルランド　好評既刊！

地上の星☆ヒカルランド　銀河より届く愛と叡智の宅配便

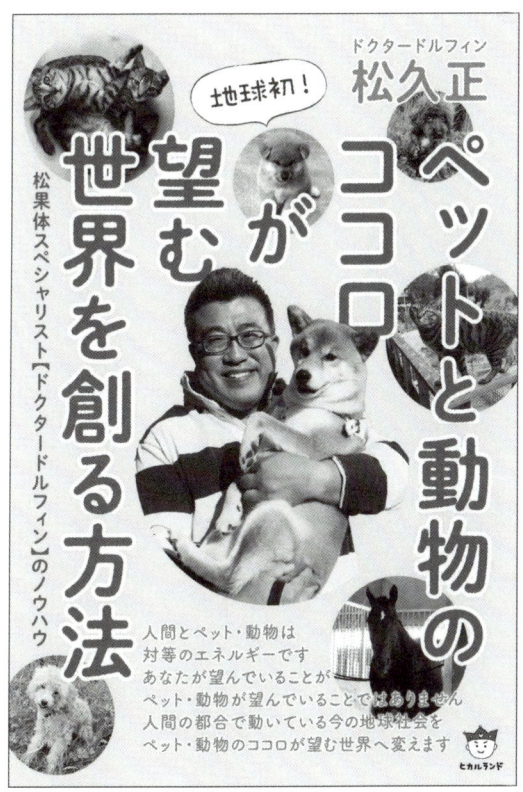

ペットと動物のココロが望む
世界を創る方法
著者：松久 正 ドクタードルフィン
四六ハード　本体 1,815円+税

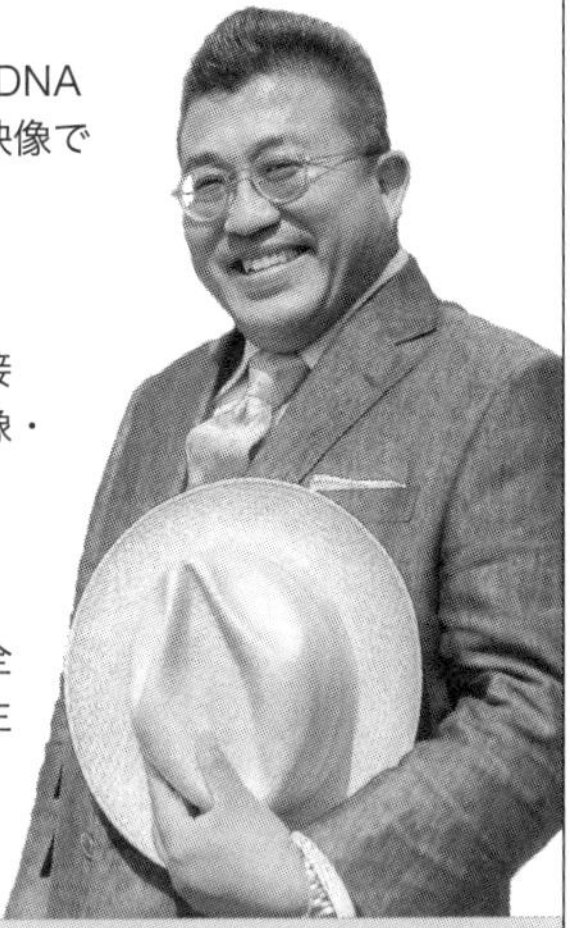

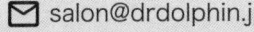

最終回のテーマは愛
すべてを溶かし溢れ出す愛のエネルギーを体感！

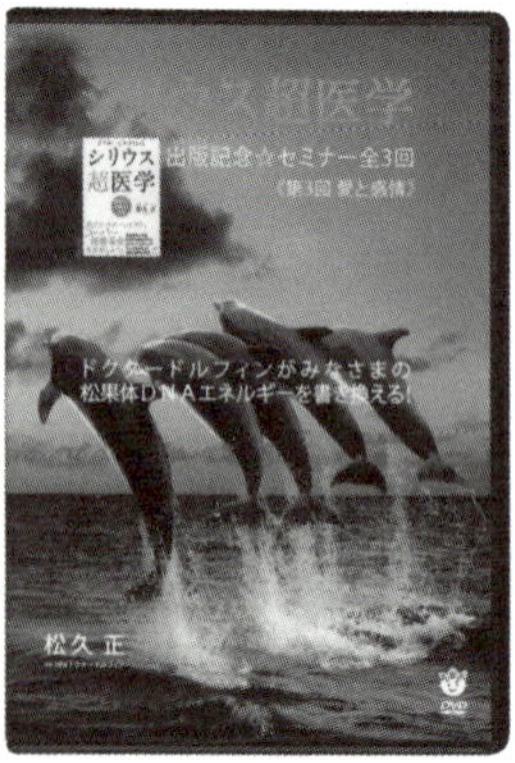

シリウス超医学出版記念
☆セミナー《第 3 回　愛と感情》
■12,000円（税込）

● 出演：∞ ishi ドクタードルフィン
　　　　松久 正
● 収録内容：魂の本質からの「愛」とは何かがわかるトークタイム／涙が自然と止まらない瞑想タイム／松果体のポータルが開いて、大宇宙の叡智が降り注ぐ感動のエンディング
● レンタル禁止、複製不能

∞ ishi ドクタードルフィン
松久 正 先生

慶應義塾大学医学部卒。整形外科医として現代医学に従事した後、米国で自然医学を習得。帰国後、鎌倉ドクタードルフィン診療所を開業。国内外より患者を集め、新規予約は数年待ち。現代医学・自然医学に量子科学、スピリチュアルなどを融合した新しい医学を創造している。

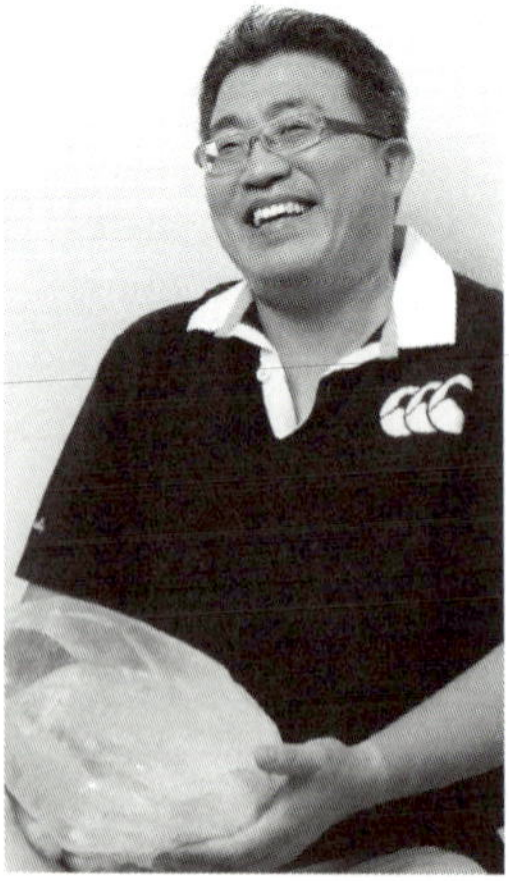

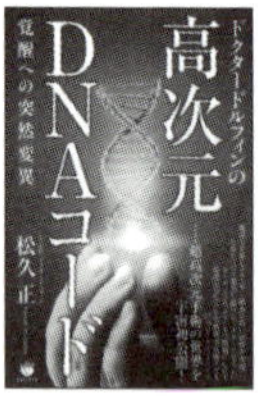

高次元 DNA コード
■1,815円（税別）

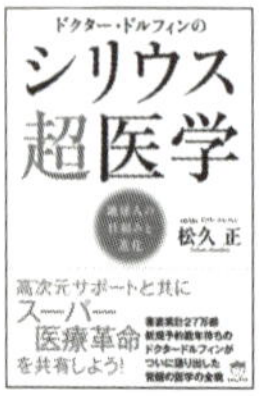

シリウス超医学
■1,815円（税別）

ヒカルランドパーク取扱い商品に関するお問い合わせ等は
電話：03－5225－2671（平日10時－17時）
メール：info@hikarulandpark.jp　URL：http://www.hikaruland.co.jp/

＊ご案内の価格、その他情報は発行日時点のものとなります。

本といっしょに楽しむ ハピハピ♥ Goods&Life ヒカルランド

初診は 2 年待ちの大人気「ドクタードルフィン」こと松久正先生の
セミナーを収録した DVD がついにリリース！
観るだけで松果体が活性化しちゃいます！

自己の生命エネルギーの進化と成長に必要な「宇宙の叡智」を取り入れる「松果体」。話題となった「松果体 DNA エネルギー書き換えワーク（※各回テーマ別に実施）」も完全収録。ドクタードルフィン先生が会場内を駆け回り、熱気とワクワクに満たされたパフォーマンスとアドリブでお客様も大興奮の内容をお届けします。観るだけで松果体を活性化させて、覚醒エネルギーを手にしてください。

現代人のバラバラになった
心と体を統合へ導いてくれる！

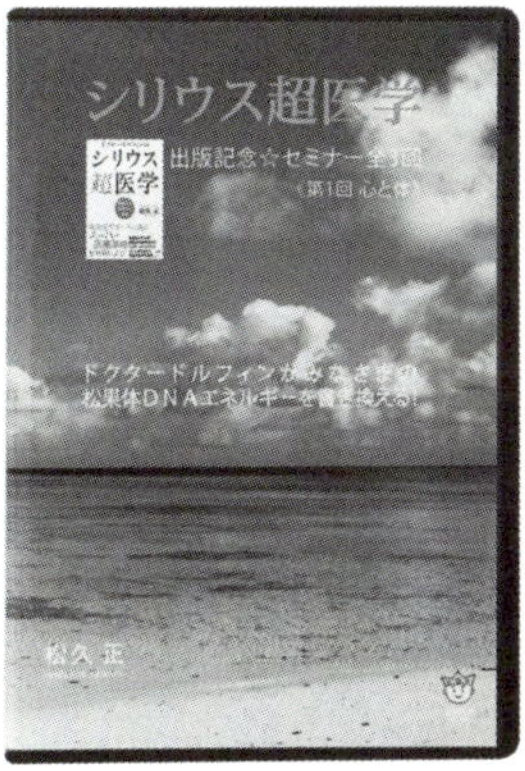

シリウス超医学出版記念
☆セミナー《第 1 回　心と体》
■12,000円（税込）

●出演：∞ ishi ドクタードルフィン
　　　松久　正
●収録内容：病気は治さなくていい！　とわかるトークタイム／高次元へと導く瞑想タイム／松果体 DNA エネルギーが書き換えられた最高のエンディング
●レンタル禁止、複製不能

能力と人生が開花するあなたの中の
眠った力が呼び覚まされる！

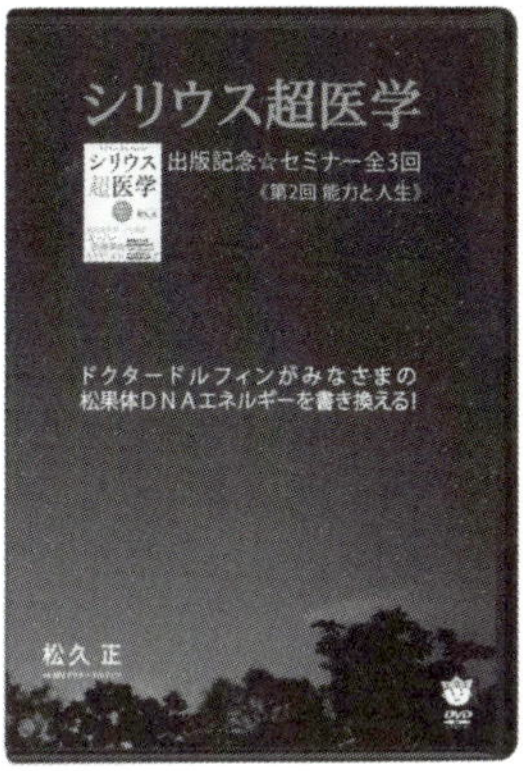

シリウス超医学出版記念
☆セミナー《第 2 回　能力と人生》
■12,000円（税込）

●出演：∞ ishi ドクタードルフィン
　　　松久　正
●収録内容：意識の螺旋振動数を変えれば望む人生が手に入る！　とわかるトークタイム／眠った能力を呼び覚ます瞑想タイム／松果体の力を全身で体感できるパワフルなエンディング
●レンタル禁止、複製不能

も効果的とは言えません。また、珪素には他の栄養素の吸収を助け、必要とする各組織に運ぶ役割もあります。そこで開発元では、珪素と一緒に配合するものは何がよいか、その配合率はどれくらいがよいかを追求し、珪素の特長を最大限に引き出す配合を実現。また、健康被害が懸念される添加物は一切使用しない、珪素の原料も安全性をクリアしたものを使うなど、消費者のことを考えた開発を志しています。

手軽に使える液体タイプ、必須栄養素をバランスよく摂れる錠剤タイプ、さらに珪素を使ったお肌に優しいクリームまで、用途にあわせて選べます。

◎ドクタードルフィン先生一押しはコレ！　便利な水溶性珪素「レクステラ」

天然の水晶から抽出された濃縮溶液でドクタードルフィン先生も一番のオススメです。水晶を飲むの？　安全なの？　と思われる方もご安心を。「レクステラ」は水に完全に溶解した状態（アモルファス化）の珪素ですから、体内に石が蓄積するようなことはありません。この水溶性の珪素は、釘を入れても錆びず、油に注ぐと混ざるなど、目に見える実験で珪素の特長がよくわかります。そして、何より使い勝手がよく、あらゆる方法で珪素を摂ることができるのが嬉しい！　いろいろ試しながら珪素のチカラをご体感いただけます。

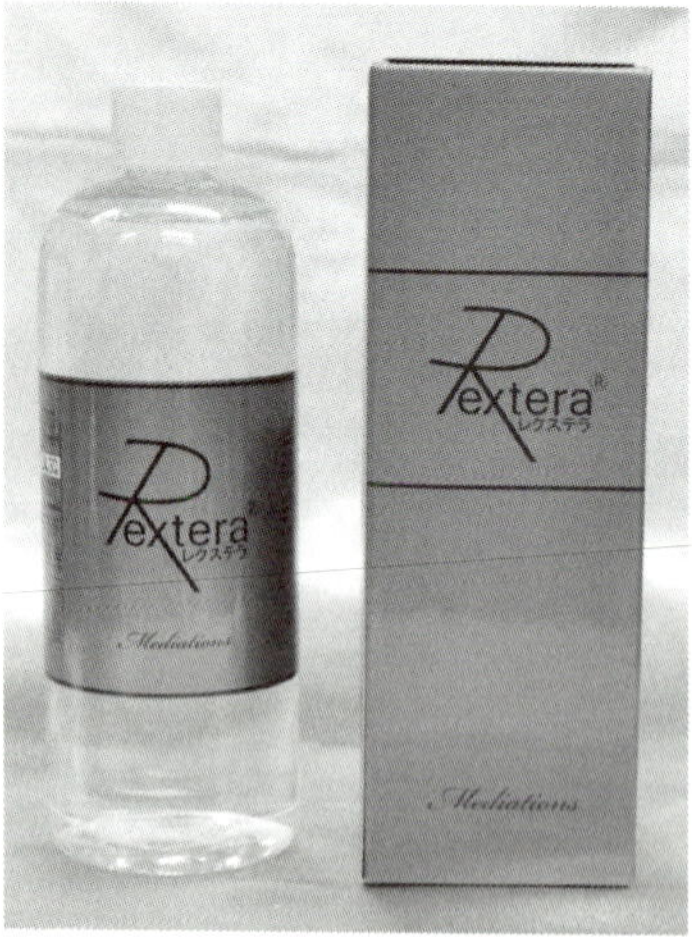

レクステラ（水溶性珪素）
■ 500mℓ　21,600円（税込）

●使用目安：１日あたり４～16mℓ

飲みものに
・コーヒー、ジュース、お酒などに10～20滴添加。アルカリ性に近くなり身体にやさしくなります。お酒に入れれば、翌朝スッキリ！

食べものに
・ラーメン、味噌汁、ご飯ものなどにワンプッシュ。

料理に
・ボールに１リットルあたり20～30滴入れてつけると洗浄効果が。
・調理の際に入れれば素材の味が引き立ち美味しく変化。
・お米を研ぐときに、20～30滴入れて洗ったり、炊飯時にもワンプッシュ。
・ペットの飲み水や、えさにも５～10滴。(ペットの体重により、調節してください)

【お問い合わせ先】ヒカルランドパーク

＊ご案内の価格、その他情報は発行日時点のものとなります。

「ドクターレックス プレミアム」、「レクステラ プレミアムセブン」、どちらも毎日お召し上がりいただくことをおすすめしますが、毎日の併用が難しいという場合は「ドクターレックス プレミアム」を基本としてお使いいただくことで、体の基礎を整えるための栄養素をバランスよく補うことができます。「レクステラ プレミアムセブン」は、どんよりとした日やここぞというときに、スポット的にお使いいただくのがおすすめです。

また、どちらか一方を選ぶ場合、栄養バランスを重視する方は「ドクターレックス プレミアム」、全体的な健康と基礎サポートを目指す方は「レクステラ プレミアムセブン」という使い方がおすすめです。

◎すこやかな皮膚を保つために最適な珪素クリーム

皮膚の形成に欠かせない必須ミネラルの一つである珪素は、すこやかな皮膚を保つために欠かせません。「レクステラ クリーム」は、全身に使える天然ミネラルクリームです。珪素はもちろん、数百キロの原料を精製・濃縮し、最終的にはわずか数キロしか取れない貴重な天然ミネラルを配合しています。合成着色料や香料などは使用せずに、原料から製造まで一貫して日本国内にこだわっています。濃縮されたクリームですので、そのまま塗布しても構いませんが、小豆大のクリームを手のひらに取り、精製水や化粧水と混ぜて乳液状にしてお使いいただくのもおすすめです。お肌のコンディションを選ばずに、老若男女どなたにも安心してお使いいただけます。

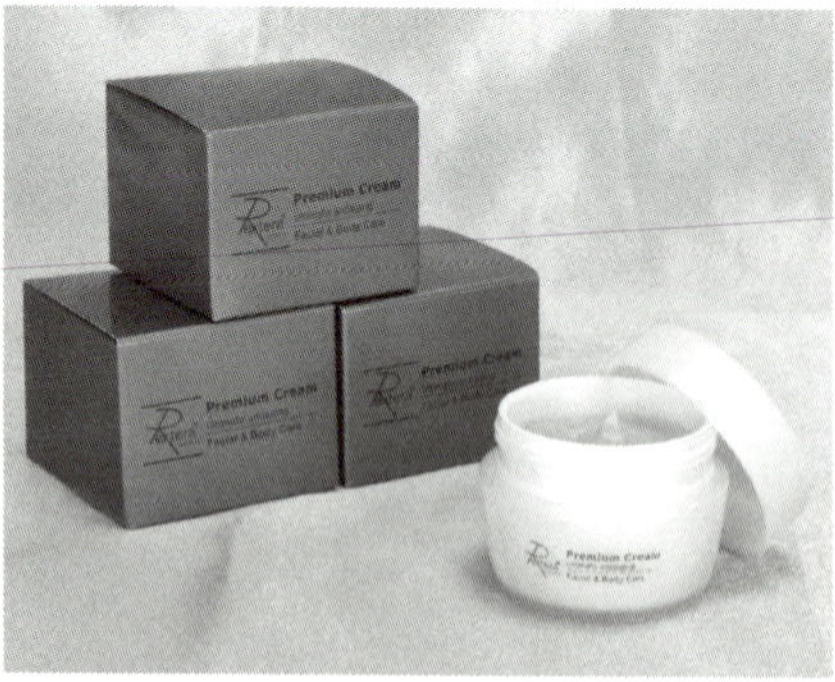

レクステラ クリーム
■ 50g　12,344円（税込）

●主な成分：水溶性濃縮珪素、天然ミネラル（約17種類配合）、金（ゴールド・ナノコロイド）、ヒアルロン酸、アルガンオイル、スクワラン、プロポリス、ホホバオイル、ミツロウ、シロキクラゲ多糖体
●使用目安：2～3か月（フェイシャルケア）、約1か月（全身ケア）

◎植物性珪素と17種類の必須栄養素をバランスよく摂取

基準値量をクリアした、消費者庁が定める17種類の必須栄養素を含む、厳選された22の成分を配合したオールインワン・バランス栄養機能食品。体にはバランスのとれた食事が必要です。しかし、あらゆる栄養を同時に摂ろうとすれば、莫大な食費と手間がかかってしまうのも事実。医師監修のもと開発された「ドクターレックス プレミアム」なら、バランスのよい栄養補給ができ、健康の基礎をサポートします。

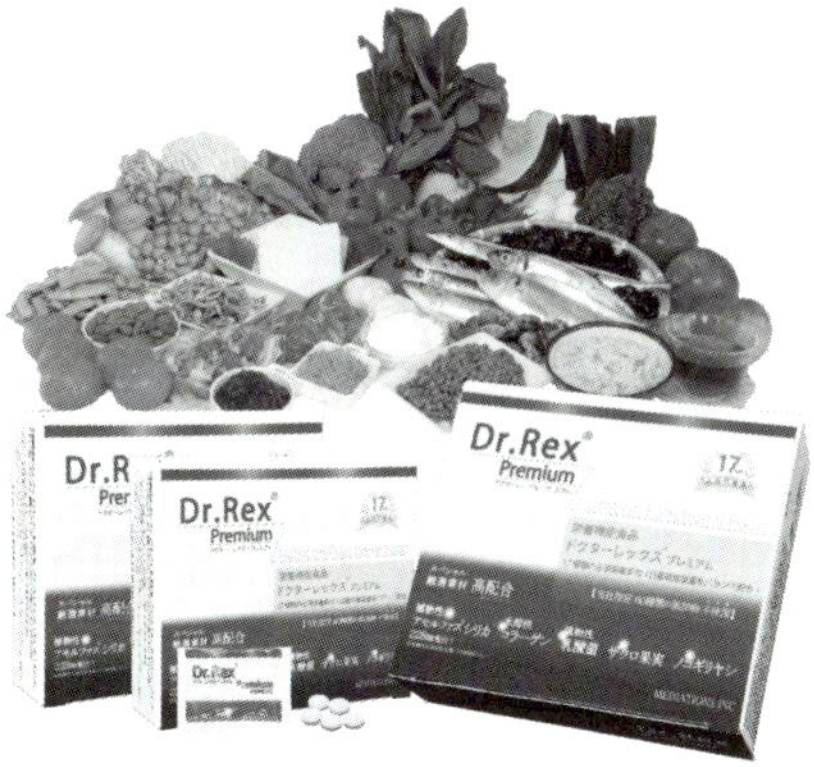

ドクターレックス プレミアム

■ 5粒×30包　8,640円（税込）

●配合成分：植物性珪素、植物性乳酸菌、フィッシュコラーゲン、ザクロ果実、ノコギリヤシ、カルシウム、マグネシウム、鉄、亜鉛、銅、ビタミンA・C・E・D・B$_{1}$・B$_{2}$・B$_{6}$・B$_{12}$、パントテン酸、ビオチン、ナイアシン、葉酸

●使用目安：１日あたり２包（栄養機能食品として）

◎珪素をはじめとする厳選した７成分で打ち勝つ力を強力サポート！

人体の臓器・器官を構成する「珪素」を手軽に補える錠剤タイプの「レクステラ プレミアムセブン」。高配合の植物性珪素を主体に、長年の本格研究によって数々の研究成果が発表された姫マツタケ、霊芝、フコイダン、β－グルカン、プロポリス、乳酸菌を贅沢に配合。相乗効果を期待した黄金比率が、あなたの健康を強力にサポートします。

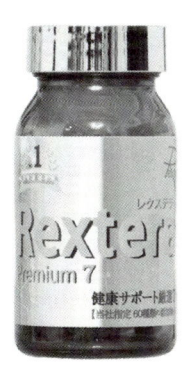

レクステラ プレミアムセブン

■ 180粒　21,600円（税込）

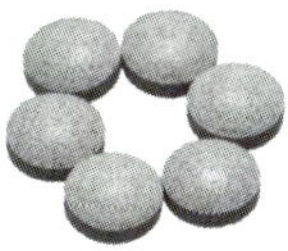

●配合成分：植物性珪素、姫マツタケ、オキナワモズク由来フコイダン、直井霊芝、ブラジル産プロポリス、乳酸菌KT-11（クリスパタス菌）、β－グルカン（β-1,3/1,6）

●使用目安：１日６粒～

＼世界初！／
ペットの望みを叶える、ミラクルな水晶チャーム

『ペットと動物のココロが望む世界を創る方法』の対談の最後に話題になったペット用の水晶チャームが、本の発売直前に完成しました。犬、猫の首輪やハーネス、または衣服に、着用させてください。飼い主さんの犬猫バッグにつけるのもオススメです。チャームは、ドクタードルフィンの松果体覚醒エネルギーが注入された、ペットや動物の松果体を開くミラクルグッズです。きっと、あなたのワンちゃんやニャンちゃんは、松果体のポータルがたっぷり開くことでしょう。ドクタードルフィン HP 公式ショップまたはヒカルランドショップにて、お求めいただけます。

ドクタードルフィン
松久 正

チャームをつけて愛犬の朝の散歩をしたのですが、いつもだと、前に行きたくて私を少し引っ張る感があるのですが、今朝は、驚くことに、私とペースを合わせ、引っ張らずに、お互い一緒に心地よく歩くことができました。これも、チャームの着用により、お互いの意識が共鳴したのかもしれません。

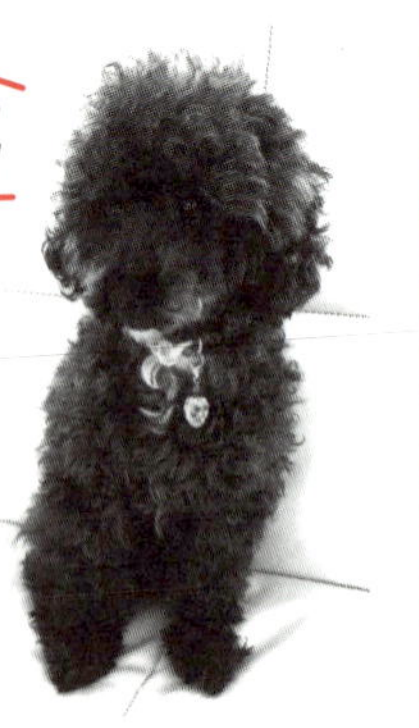

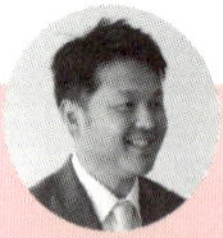

佐々木純さん

松果体活性が人間だけではなく動物にもできることを先生におうかがいし、新鮮な驚きとうれしさがありました。動物だって自分らしくしあわせに生きたいはずです。飼い主と動物がお互いに心を通わせて生活できたら、すばらしいことです。わが家でも２匹の犬を飼っていますので、さっそく先生が考案した松果体水晶チャームを身につけさせたいと思います。

ご購入は、ドクタードルフィン公式サイトのショップで、どうぞ！
URL：https://drdolphin.jp/shop
【お問い合わせ先】オフィシャルショップ受付窓口
電話：0467-55-5441（平日10時－18時）

ヒカルランドパーク取扱い商品に関するお問い合わせ等は
電話：03－5225－2671（平日10時－17時）
メール：info@hikarulandpark.jp　URL：http://www.hikaruland.co.jp/

＊ご案内の価格、その他情報は発行日時点のものとなります。

ドクタードルフィン公式 HP ショップにて販売
（ヒカルランドからもご購入いただけます）

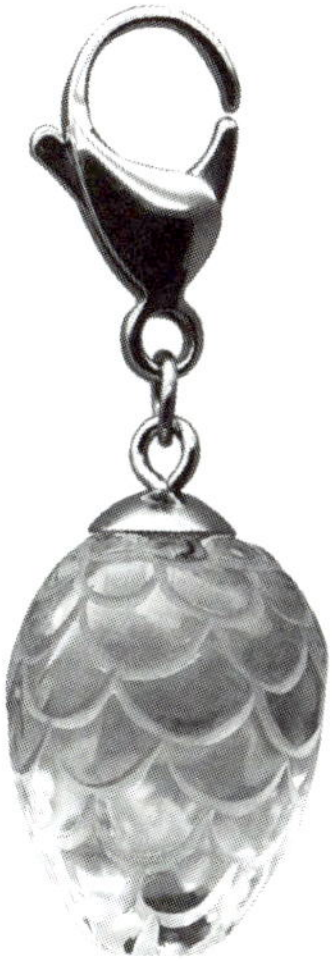

価格　78,000円（税別）
サイズ　15×20㎜（本体）
素材　水晶

ドクタードルフィンの ペット用水晶チャーム

「松ぼっくり」をモチーフにしたペット用の水晶チャームです。ドクタードルフィンのエネルギーが注入された水晶を身につけさせることで、ペットの松果体をより高いエネルギーと共鳴させ、活性化させることを目的とします。「松ぼっくり」をモチーフにしたのは、松果体が松ぼっくりの形に似ていることから。水晶は、松果体と同様、奇跡の元素「珪素」で構成され、生命にとって必要とされる知識と情報として、松果体から供給される宇宙の叡智を、パワーアップしてくれます。生命により所有された水晶は、その生命が松果体で最高の叡智を受け取れるよう、強力にサポートしてくれるのです。

使い方、いろいろ！
●首輪・ハーネスにつけて。
●ペット用バッグにつけて。

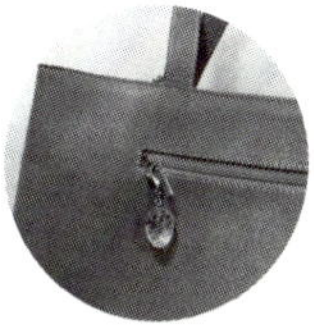

チャームを取りつけるものの形状によって、写真のように市販の金具を利用しても。

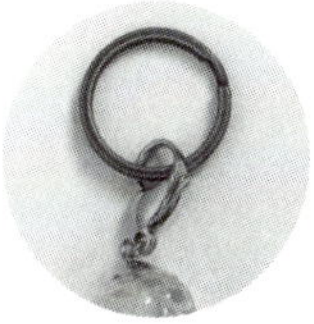

リボンにつけてもカワイイ！

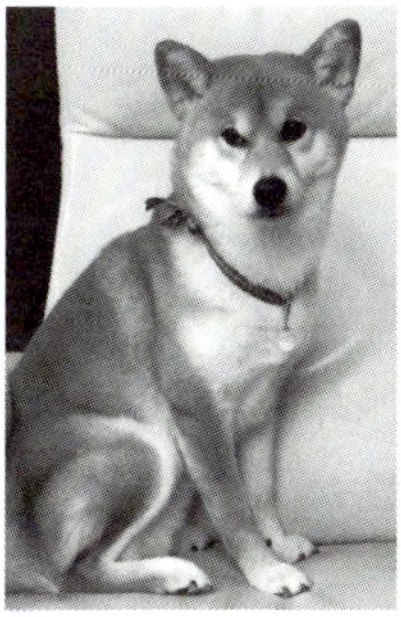

チェーンにも！

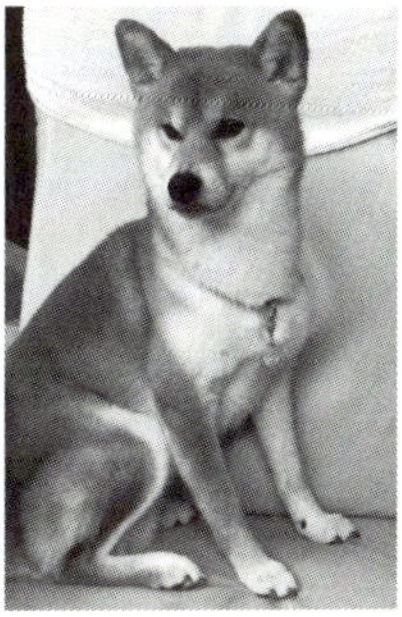

ハーネスに付けても！

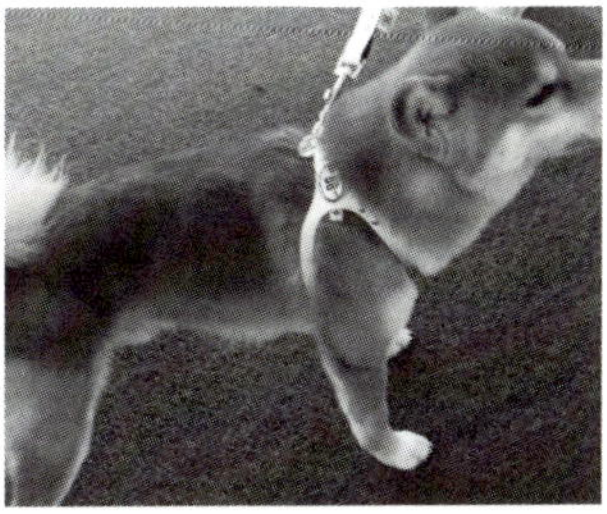

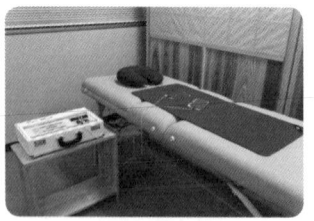

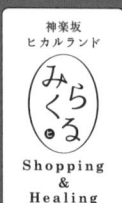

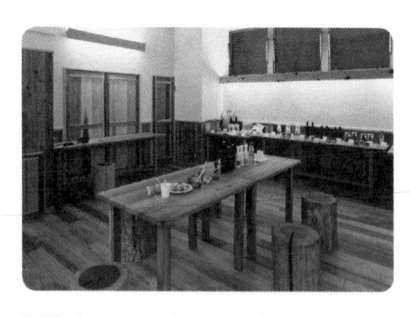

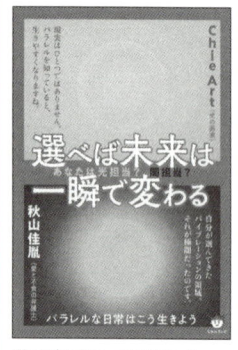

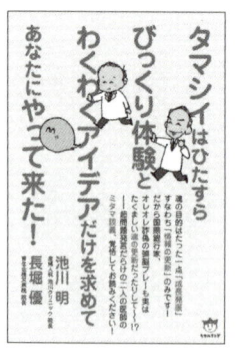

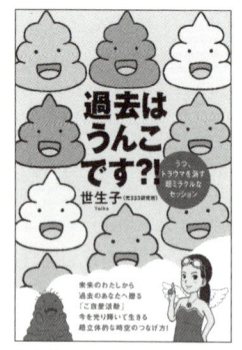

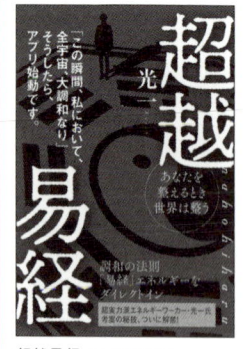

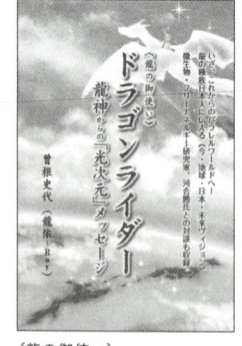

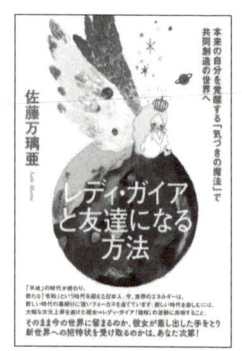